Stephanie Grimm

Schlaft doch, wie ihr wollt

Die wertvollsten Stunden des Tages und wie wir sie zurückerobern

Pantheon

Der Verlag weist ausdrücklich darauf hin, dass im Text enthaltene externe Links vom Verlag nur bis zum Zeitpunkt der Buchveröffentlichung eingesehen werden konnten. Auf spätere Veränderungen hat der Verlag keinerlei Einfluss. Eine Haftung des Verlags ist daher ausgeschlossen.

FSC
www.fsc.org
MIX
Papier aus verantwortungsvollen Quellen
FSC® C083411

Verlagsgruppe Random House FSC® N001967

Der Pantheon Verlag ist ein Unternehmen der
Verlagsgruppe Random House GmbH.

Erste Auflage
März 2016

Umschlaggestaltung: Büro Jorge Schmidt, München
Umschlagabbildung: © Oliver Weiss/oweiss.com
Satz: Ditta Ahmadi, Berlin
Druck und Bindung: CPI books GmbH, Leck
Printed in Germany
ISBN 978-3-570-55264-3

www.pantheon-verlag.de

Inhalt

Einleitung

Ja, ich singe wirklich gerne ein Loblied auf den Schlaf. Heinrich Heine zum Beispiel hat meiner Meinung nach ziemlich untertrieben, als er befand, dass der Schlaf »die köstlichste Erfindung« sei. Nicht nur sind diese zwingenden Ruhephasen eine zutiefst befriedigende Art, seine Zeit zu verbringen: Der Schlaf hinterlässt im Körper einen wohligen Nachklang, und im Kopf fühlt man sich angenehm entwirrt. Obendrein werden Erlebnisse aus unserem Alltag in aufregende Träume verwandelt. Und klüger ist man nach einer erholsam verbrachten Nacht auch noch – behaupten zumindest die Neurowissenschaftler.

Der Schlaf lässt aus dem Chaos von Eindrücken, die Tag für Tag auf uns einprasseln, die Gedanken und Gefühle werden, auf die wir später zurückgreifen. Er ermöglicht geistige Verknüpfungen und ist so eine zentrale Grundlage für unsere Kreativität. Der im kalifornischen Berkeley forschende Schlafwissenschaftler Matthew Walker greift auf ein Bild aus der Küche zurück, um zu veranschaulichen, was der Schlaf leistet: »Wie beim Kochen reicht es für die Erinnerungsbildung nicht, einfach die Zutaten kleinzuhacken und zusammenzuwerfen. Das Gehirn braucht Zeit, die Dinge marinieren zu lassen.« Und eben genau das vollbringt der Schlaf, insbesondere wenn wir träumen.

Ja, ich halte den Schlaf für eine tolle Sache. Und weil ich zudem nicht zu den Menschen gehöre, die morgens um acht mit Freude aus dem Bett hüpfen, befinden sogar meine Freunde, ich sei eine Schlafmütze – was in unserer Gesellschaft selten ein Kompliment ist. Dabei verbringe ich nicht einmal besonders viel Zeit damit, zu schlafen. Ich bin einfach nur das, was man landläufig eine »Eule« nennt: Es macht mir nichts aus, bis weit nach Mitternacht zu arbeiten, ich bin auch zu später Stunde meist zu allem aufgelegt, gehöre allerdings nie zu jenen frühen Vögeln, die sich um den Wurm streiten.

Ein wenig Neid auf meine relativ freie Zeitgestaltung – freiberufliches Arbeiten sei Dank – schwingt wohl auch mit, wenn selbst besagte Freunde von meinen Schlafgewohnheiten bisweilen genervt sind, etwa weil ich vormittags nicht angerufen werden möchte. Doch, so wage ich zu behaupten, bei der Bewertung meiner Schlafroutine geht es eben auch um etwas anderes, nämlich darum, dass der Schlaf, wohltuend wie er sein mag, in unserer Gesellschaft ein schlechtes Image hat, das ihm nicht gerecht wird – weil Schlaf mit Faulheit assoziiert wird.

Die deutsche Sprache ist ziemlich präzise, und in so mancher Redensart rund um den Schlaf spiegeln sich die Vorurteile unserer Gesellschaft wider. Angefangen damit, dass man von Frühaufstehern und Langschläfern redet, obwohl doch diejenigen, die spät ins Bett gehen und spät aufstehen, nicht unbedingt länger schlafen als all jene, die um sechs Uhr morgens ihre Joggingschuhe schnüren.

Auch wenn ich meine Ruhephasen schätze, kenne ich durchaus den Impuls, das eigene Schlafbedürfnis zu ignorieren. Die Gründe mögen vielfältig sein; für mich zum Beispiel hat die Nacht ihre ganz eigenen Qualitäten. Was für eine schöne Sache es doch ist, sich nachts, wenn die

Welt schläft, Zeit zum Lesen oder Musikhören zu nehmen. Warum nicht nur ich, sondern ein großer Teil der Gesellschaft – glaubt man den Warnungen vieler Schlafforscher – sich immer schwerer damit tut, abzuschalten und zu ausreichend Schlaf zu kommen, soll ebenso ein Thema dieses Buches sein wie die Tatsache, dass sich diverse Alltagswehwehchen und so genannte Zivilisationskrankheiten darauf zurückführen lassen, dass wir schlicht zu wenig schlafen. Zwar geht es uns deutlich besser als noch unseren Vorfahren oder Menschen in vielen anderen Teilen der Welt, doch von unserem Wohlstand und unserem Mehr an Freizeit kommt in puncto Schlaf nichts bei uns an. Und das, obwohl sich vieles verbessern ließe, wenn wir öfter mal die Augen zumachen würden.

Als ich vor einigen Jahren mit zwei Mitstreiterinnen eine erste Idee entwickelte, aus der schließlich dieses Buch werden sollte, gab es im Handel fast nur Ratgeberliteratur zum Thema. Endlose Regalmeter zu der Frage, wie man durch schlaflose Nächte kommt, den verlorenen Schlaf wiederfindet oder auch sein Kind dazu bringt, endlich durchzuschlafen. Ich bin Kulturjournalistin, keine Naturwissenschaftlerin, doch der Schlaf hat mich schon immer fasziniert. So entstand die Idee, diese Parallelwelt anders zu erkunden; einen weiteren Ratgeber wollte ich auf keinen Fall schreiben. Der Schlaf hat schließlich Besseres verdient, als dass man nur über ihn spricht, wenn er Ärger macht. Er mag zwar zu den Dingen gehören, die viele erst dann zu schätzen wissen, wenn sie ihn missen müssen. Doch ein weniger problembehafteter Blick auf den Schlaf war mir ein zentrales Anliegen.

Besser zu verstehen, was mit uns passiert, während wir schlafen, ist ein erster Schritt, Probleme zu vermeiden. Ob man ein guter oder ein sensibler, für Störungen anfälliger Schläfer ist, ist bis zu einem gewissen Grad in den Genen angelegt. Doch es hat auch mit den Rahmenbedingungen unserer Tage und Nächte zu tun. Wie bereitwillig lassen wir uns ablenken, wenn eigentlich Bettgehzeit ist? Wie viel Tageslicht bekommen wir ab? Wie schlaffreundlich ist das Unternehmen, für das wir arbeiten?

Schließlich ist es sehr viel leichter, vom guten zum schlechten Schläfer zu werden als umgekehrt. »Aus einem sensiblen Schläfer ist noch kein guter geworden«, sagt jedenfalls Schlafforscher Ingo Fietze. Und aus zeitweilig schlechtem Schlaf kann schnell chronisch schlechter Schlaf werden, wenn man die Warnsignale nicht ernst nimmt oder auf Biegen und Brechen versucht, am Schlaf zu sparen. Einen Ratgeber wollte ich deshalb zwar immer noch nicht schreiben, aber ein Plädoyer für eine freundlichere Einstellung zu unserem Schlaf.

Mittlerweile, gut zehn Jahre nach der ursprünglichen Idee zu diesem Buch, gibt es auf dem deutschen Buchmarkt ein paar spannende Titel, die auch jene über den Schlaf aufklären wollen, die keine ratgeberwürdigen Probleme mit ihm haben. Im Vordergrund stehen dennoch biologische und medizinische Aspekte, obwohl doch die gesellschaftliche Perspektive besonders interessant ist: Warum behandeln wir unseren Schlaf mit so wenig Respekt?

Der Schlaf beansprucht zwar einen erheblichen Teil unserer Lebenszeit, führt aber trotzdem ein Schattendasein. Außerhalb des eigenen Schlafzimmers reden wir eher selten über unsere nächtlichen Auszeiten. Noch seltener gucken wir über den Tellerrand, etwa darauf, was man in Sachen Schlaf von anderen Kulturen lernen kann. Schlafen ist schließlich immer auch ein soziales Arrangement, das das Umfeld des Schläfers und den aktuellen Zeitgeist widerspiegelt. In Sachen Schlaf halten wir das für normal, was unsere Umgebung uns vorlebt.

Angesichts der Tatsache, wie wenig unser aller Schlafqualität auf gesellschaftlicher Ebene diskutiert wird, hat es mich erstaunt, wie gerne jeder, mit dem ich auf das Thema kam, über seine persönlichen Gewohnheiten sprach – und was dabei alles herauskam.

So sprach ich mit einem Studenten, der sich während des Semesters tatsächlich abends um acht ins Bett legt, um dann um vier oder fünf wieder aufzustehen und nach seinem allmorgendlichen Sportprogramm die Bücher zu einer Zeit aufzuschlagen, zu der seine Kommilitonen noch wild träumen. Sozialkompatibel sind seine Gewohnheiten nicht, was ihn aber nicht zu stören scheint. Damit lebt er ähnlich extrem wie ein Arbeitskollege, dem bereits zu Studienzeiten klar wurde, dass er niemals einer normalen Bürotätigkeit würde nachgehen können. Jetzt hat er einen Job, der um 16 Uhr beginnt, und schafft es nie vor 5 Uhr nachts ins Bett. Vorher schlafen ginge einfach nicht, behauptet er. Auch zwanzig Jahre später fühlt er sich immer noch wohl mit dieser Routine.

Und dann waren da natürlich noch all die jungen Eltern, die neben den Teenagern, deren innere Uhr im ständigen Konflikt mit ihren Stundenplänen steht, vermutlich die Gruppe bilden, die am wenigsten Schlaf bekommt (und die immer gerne über die Ruhezeiten reden, die ihnen fehlen). So stellte ich in zahlreichen Gesprächen fest: Jeder hat eine ungefähre Vorstellung davon, wie eine ideale Nacht zu verlaufen hat, und glaubt zu wissen, welches Pensum an Schlaf ihm oder ihr guttut. Doch die Praxis sieht oft anders aus, weil es eine Diskrepanz gibt zwischen den Anforderungen des Umfelds und den eigenen Bedürfnissen. Weil man sich vor langer Zeit etwas angewöhnt hat, das unter den gegenwärtigen Lebensumständen keinen Sinn mehr ergibt. Weil man einfach nicht mehr spürt, wie müde man eigentlich ist.

Genauso wichtig wie das Hinterfragen gesellschaftlicher Zuschreibungen ist es, die eigenen Gewohnheiten näher zu betrachten. Schlaf ist mit Ritualen verknüpft, und die können uns einerseits stabilisieren, andererseits aber auch in eingefahrenen Bahnen stecken lassen. Warum etwa sollte man immer noch zu einer Zeit aufstehen, zu der der Nachwuchs einst in die Schule musste, wenn das Kind schon lange aus dem Haus ist? Wer dagegen berufsbedingt plötzlich um halb sechs rausmuss, sollte vielleicht ein anderes Tagesabschlussritual finden, als sich vom Wetterbericht der Tagesthemen ins Bett schicken zu lassen.

Jeder hat seine Schlafbiografie, und viele haben die eine oder andere Macke davongetragen, wie zum Beispiel ein als Flugbegleiter arbeitender Freund, der streng über seinen Schlaf wacht und kategorisch jede soziale Verpflichtung abwehrt, die ihm dabei in die Quere kommt – um die Auswirkungen seines bereits chronischen Jetlags zu mildern. Für manche kann es eine jahrzehntelange Trotzphase auslösen, dass sie als nachtaktiver Teenager am Sonntagmorgen mit am Frühstückstisch sitzen mussten. Ebenso wie die Erfahrung von Nachtschichten bei fast jedem, der diese über einen längeren Zeitraum absolvieren musste, Spuren hinterlässt.

Der US-amerikanische Schlafexperte Mark Rosekind sagt in *Wide Awake*, einem Essayfilm von Alan Berliner über seine lebenslange Schlafstörung, einen sehr wahren Satz: »In unserer Gesellschaft beschützt niemand unseren Schlaf.« Dafür sind wir selbst verantwortlich. Reden wir also nicht erst über unseren Schlaf, wenn er Probleme bereitet, sondern entdecken lieber gleich jetzt, was gut für uns ist.

1.
Wundersame Welt des Schlafes

Für zwei Stunden, in denen wir wach sind, müssen wir ungefähr eine Stunde schlafen. Ein Drittel unseres Lebens verbringen wir folglich in einem Zustand, in dem unser Bewusstsein abgeschaltet scheint und von dem uns für unser waches Leben wenig bleibt – außer gelegentlich bizarre Traumfragmente und im besten Fall das Gefühl, ausgeschlafen zu sein.

Mit unserem Schlafbedürfnis sind wir nicht allein: Alle Säugetiere und Vögel – und manch andere Spezies – schlafen auf eine Weise, die der unseren ähnelt. Und das, obwohl ein Zustand, in dem man seiner Umgebung derart schutzlos ausgeliefert ist, in der Tierwelt hochgefährlich sein kann – je nachdem, an welcher Stelle der Nahrungskette man steht. Es leben ja die wenigsten so behütet wie unsere Haustiere, die sich entsprechend lange Pausen gönnen: Hunde schlafen etwa zehn Stunden täglich, Katzen noch zwei Stunden mehr.

Auch Löwen können es sich erlauben, gute 13 Stunden abzuschalten. Schließlich sind sie die Jäger, nicht die Gejagten. Giraffen dagegen müssen mit deutlich kürzeren Auszeiten zurechtkommen: In Gefangenschaft schließen sie für etwa vier Stunden die Augen, in freier Wildbahn noch kürzer – und das außerdem in Etappen. Bei Elefanten ist es weniger der Umstand, dass sie auf der Hut sein müssen, der sie lediglich drei Stunden am Tag schlafen lässt. Sie sind schlichtweg den lieben, langen Tag damit beschäftigt, unglaubliche Mengen von Grünzeug in sich hineinzustopfen, um ihren Nahrungsbedarf zu decken.

Die Strategien, die in der Tierwelt ausgebildet wurden, damit Schlaf stattfinden kann – trotz der Risiken, die dieser Zustand mit sich bringt –, sind wirklich erstaunlich. Damit etwa Delphine ohne Pause schwimmen können und gleichzeitig zu ihren Ruhezeiten kommen, »schläft« bei ihnen jeweils nur eine Hälfte des Gehirns. Ebenfalls mit halbem Gehirn schlafen Enten, die in der Gruppe ruhen und die Außengrenze ihres Pulks bewachen. Lediglich die Brüder und Schwestern auf den Logenplätzen in der abgeschirmten Mitte dürfen ganz abschalten.

Selbst bei Tieren, die nicht im eigentlichen Sinne schlafen – Fische etwa –, fährt der Stoffwechsel phasenweise herunter. Und sogar Pflanzen oszillieren zwischen Aktivität und Ruhe. Sie wissen etwa ohne ein Signal durch die Sonne, wann es Zeit ist, die Blütenblätter zu öffnen oder zu schließen. Ein gewisser Rhythmus gehört offenbar zu jeder Form von Leben.

Der britische Biologe Ray Meddis entwickelte in den siebziger Jahren in seinem Buch *The Sleep Instinct* die umstrittene Theorie, dass Schlaf keine wirkliche Funktion erfüllt, außer sich in der Zeit schadlos zu halten, in der man nichts anderes zu tun hat. Zumindest der Blick in die Tierwelt suggeriert, dass an dieser gewagten These etwas dran sein könnte: Tatsächlich scheinen einige Tiere nicht nur zu schlafen, wenn sie es unbedingt brauchen, sondern wann immer sie können. Andersherum sind manche Arten in der Lage, zeitweise überhaupt nicht zu schlafen, etwa wenn sie dem guten Wetter hinterherjagen: Zugvögel fliegen tagelang am Stück und verzichten dabei auf ihren Schlaf – den sie nicht einmal nachholen müssen.

Auf den Menschen übertragen erscheint Meddis' Theorie allerdings absurd. Seiner Logik zufolge müsste es ein Leichtes sein, auf Schlaf zu verzichten, wenn es die Situation erfordert. Doch jeder, der sich schon einmal mit einem gravierenden Schlafdefizit durchs Leben gekämpft hat, weiß, dass dies langfristig unmöglich ist und dass auch vorübergehende Einbußen, aus welchen Gründen auch immer, qualvoll sind. Wir müssen also schlafen, ob wir wollen oder nicht.

Warum dem so ist, das wissen Forscher allerdings nach wie vor nicht zu beantworten. Es existieren zahllose Hypothesen, eine abschließende, alle Aspekte berücksichtigende Erklärung gibt es nicht. Kurzum: Der Schlaf, dessen wohltuende und kraftspendende Wirkung wir immer wieder aufs Neue erfahren, bleibt für den Moment ein Rätsel.

Doch es tut sich etwas: Die Schlafforschung ist ein vergleichsweise junges Fach, in dem sich in den letzten Jahrzehnten Quantensprünge vollzogen haben. Biologen und Mediziner wähnen sich in einem goldenen Forschungszeitalter. Nicht zuletzt dank der Fortschritte in den Neurowissenschaften hat man über die Prozesse, die in uns ablaufen, sobald wir abgeschaltet haben, eine Menge herausgefunden.

Vorstellungen vom Schlaf

Unheimlich war der Schlaf unseren Vorfahren, die noch nicht über unseren Kenntnisstand verfügten. Sie konnten allenfalls spekulieren, warum sich unser Geist jede Nacht zurückzieht, in Träumen munter auf Wanderschaft geht und sich in Welten herumtreibt, in denen es bisweilen wirklich furchterregend zugeht. Der griechische Philosoph und Mathematiker Pythagoras warnte seinerzeit: »Halte deinen Geist wach, denn der geistige Schlaf ist ein Bruder des Todes.« Diese Einschätzung teilte er mit vielen seiner Zeitgenossen, schließlich brachten beide Zustände einen Bewusstseinsverlust mit sich. In der griechischen Mythologie war Hypnos, der Gott des Schlafes, der Bruder von Thanatos, der wiederum den sanften Tod brachte.

Wie falsch die Menschen in der Antike doch lagen: Gerade unser Geist braucht den Schlaf, um lebendig zu bleiben. Trotzdem hielten sich viele Vorstellungen der alten Griechen bis ins 20. Jahrhundert. Erst dann gelang es, zumindest ansatzweise zu vermessen, was sich in Körper und Geist abspielt, während wir schlafen.

Auch wenn bereits vormoderne Wissenschaftler dem Gehirn eine besondere Rolle im Schlafkosmos zugestanden, dachte man lange, dass es vor allem der Körper sei, der der Regeneration bedarf. Der Philosoph und Naturforscher Aristoteles vermutete, dass nachts Gase im Blut abgebaut würden, die über die Ernährung in unseren Körper gelangt seien. Auch glaubte man in der Antike, unser Gehirn fülle sich mit Blut, wenn wir einschlafen, und leere sich am Morgen wieder – übrigens eine Vorstellung, die viele Jahrhunderte später von René Descartes in seiner Schrift *Abhandlung über den Menschen* (1632) aufgegriffen wurde. Der cartesianischen Schlaftheorie zufolge ermüdet der Mensch, weil das den Körper nährende Blut im Verlauf des Tages immer seltener zum Herz zurückkehrt. Weil von dort aus der »Spiritus animalis« im Körper verteilt werde, trockne das Gehirn langsam aus – bis es durch Schlaf reanimiert werde.

Auch wenn uns der Schlaf immer wieder belebt: Das gelegentliche Hadern mit ihm ist vermutlich so alt wie die Menschheit selbst. Doch obwohl seine Zwangsläufigkeit von jeher mit Argwohn betrachtet wurde und Mäßigung auch beim Schlaf als das zu verfolgende Ideal galt, überließen die Menschen sich wohl vorbehaltloser diesen Auszeiten, als wir es heutzutage tun. Zu einem gesellschaftlichen Problem ist der Schlaf – beziehungsweise sein Mangel – erst in der Neuzeit geworden.

Henry David Thoreaus *Walden. Ein Leben mit der Natur* (1854) ist ein Schlüsseltext für verschiedene alternative Bewegungen des 20. Jahrhunderts. Er ist, das bewies der Literaturwissenschaftler Benjamin Reiss, nicht nur ein spannendes Zeugnis von Thoreaus Auseinandersetzung mit dem frühen Industriezeitalter, sondern thematisiert an verschiedenen Stellen, wie die sich wandelnde Haltung zum Schlaf mit der Ökonomisierung unserer Lebenswelten zusammenhängt. Thoreau verknüpft seine Skepsis gegenüber der Moderne nicht zuletzt mit einer Kritik an modernen Schlafgewohnheiten. Der Frage, wann wir schlafen und wachen und wie diese Zustände herbeigeführt werden – Fabrikglocken sind in *Walden* ebenso

Thema wie aufputschendes Koffein oder der mechanisierte Weckruf –, gibt er eine gesellschaftspolitische Dimension. Thoreaus Versuche, sich auf das Wesentliche zu beschränken, stehen für ihn im offensichtlichen Widerspruch zum wachsenden Zugriff des Wirtschaftssystems auf den menschlichen Körper und seine Rhythmen.

Der soziale und wirtschaftliche Wandel, der seinerzeit mit der Industrialisierung an Fahrt aufnahm, hat dazu geführt, dass die Menschen heutzutage eher die Schlaflosigkeit fürchten als den Schlaf. Allerdings hat unsere berechtigte Sorge, dass wir zu wenig schlafen, nicht zur Folge, dass wir guten Schlaf hinreichend würdigen oder ihn gar pflegen. Obwohl immer öfter neue Erkenntnisse in Magazinen und Zeitungen landen und der Einfluss des Schlafes auf unsere Lebensqualität langsam ein größeres Thema wird, haben die nächtlichen Auszeiten mehr denn je das Image eines Zeitfressers.

So hat unter Wissenschaftlern wie Pseudowissenschaftlern eine wilde Suche nach Optimierungsmöglichkeiten begonnen. Bei der geht es nicht nur um die Frage, wie wir besser schlafen können, sondern auch darum, wo man in Sachen Schlaf konkret »sparen« kann: etwa indem man »wichtige« (zum Beispiel den für die Regeneration zentralen Tiefschlaf) von »unwichtigen« Phasen (dem Leichtschlaf, in dem wir fast die Hälfte unserer Ruhezeiten verbringen) trennt.

Die britischen Forscher James Horne und Sue Wilkinson führten schon Mitte der achtziger Jahre Versuche durch, mit denen sie den Leichtschlaf als eine Art Luxus, als verzichtbaren Bonus enttarnen wollten. Über die Beschneidung der Schlafdauer wollte man herausfinden, welche Schlafphasen in diesem Fall reduziert würden. Dem lag die Annahme zugrunde, dass verkürzter Schlaf sich selbst optimiert und der Leichtschlaf, dessen Funktion man noch nicht wirklich kennt, einfach ausfällt. Doch die Hypothese bestätigte sich nicht: Die Leichtschlafphasen fanden immer noch statt, während der Körper an den für die Gedächtnisbildung wichtigen REM-Phasen (dazu später mehr) sparte.

So einfach lässt sich also nicht an der Optimierungsschraube drehen. Dabei würde der Schlaf seinen Job eigentlich ziemlich gut machen, wenn man ihn denn nur ließe. William C. Dement, ein großer Pionier der Schlafforschung, weist schon auf dem Einband seines lesenswerten Standardwerks *The Promise of Sleep* darauf hin, dass »gesunder Schlaf der wichtigste einzelne Faktor für ein langes Leben ist – einflussreicher als Ernährung, Bewegung oder Erbanlagen«.

Zu wenig Schlaf dagegen beeinträchtigt unsere gesamte Lebensqualität, angefangen bei scheinbar banalen Dingen. Müdigkeit beeinflusst sogar, wie gut wir ein- und ausatmen. Und doch werden kleine und größere Wehwehchen, die uns im Alltag begleiten, von Verdauungsproblemen bis zu häufig auftretenden Erkältungen, selten mit einem Mangel an Schlaf in Verbindung gebracht – wohl zu Unrecht, wie sich noch zeigen wird.

Blick ins Gehirn

Viele Erkenntnisse über den Schlaf wurden erst gewonnen durch verfeinerte Techniken der Gehirnforschung. Da das Gehirn die Dramaturgie unseres Schlafs steuert, erfolgt dessen Unterteilung in verschiedene Phasen bislang vor allem auf Grundlage der Gehirnaktivität, also durch die Aufzeichnung mehr oder weniger starker Gehirnströme. Erstmals vermessen wurde dies 1924 von Hans Berger, einem Psychiater aus Jena. Doch es sollten zehn Jahre vergehen, bis die Bedeutung seiner Entdeckung erkannt und damit begonnen wurde, sie systematisch zu nutzen.

In den dreißiger Jahren etablierte sich die Praxis, über die Elektroenzephalografie (EEG) die elektrische Aktivität im Gehirn zu messen – was natürlich nicht nur beim wachen, sondern auch beim schlafenden Gehirn möglich ist. So weisen zum Beispiel so genannte Thetawellen auf leichten Schlaf hin, während Deltawellen bedeuten, dass wir uns in einer Tiefschlafphase befinden. Im REM-Schlaf produziert das Gehirn Betawellen, wie auch im Wachzustand, nur dass der Muskeltonus in dieser Schlafphase völlig erschlafft ist, unsere Traumwelten also nicht in Bewegungen resultieren. (Alles andere wäre wohl auch gemeingefährlich.)

Seit den fünfziger Jahren werden Schlafmuster mithilfe der Polysomnografie dokumentiert, einem diagnostischen Messverfahren, bei dem EEGs nur ein Aspekt sind. Die Untersuchung erfolgt in Schlaflabors und bisweilen auch ambulant. Das Resultat ist ein individuelles Schlafprofil, das neben der Gehirnaktivität den Hormonspiegel, die Muskelspannung, den Sauerstoffgehalt im Blut und den Hautwiderstand misst, Letzteres übrigens ein Indikator für die Aktivität der Schweißdrüsen und damit auch für den Grad der Entspannung. Zudem werden Bein-, Augen- und Atembewegungen gemessen. Das auf diesem Weg erstellte Schlafprofil nennt sich Hypnogramm und gibt Aufschluss darüber, wie lange und tief jemand schläft und ob der Schlaf gestört ist.

Unter anderem wird mithilfe der Polysomnografie die im Volksmund »Schlafsucht« genannte Hypersomnie diagnostiziert, aber auch schlafbezogene Atmungs- oder Bewegungsstörungen, etwa das so genannte Restless-Legs-Syndrom oder die besonders unter übergewichtigen Schnarchern verbreitete Schlafapnoe, also häufige Atemaussetzer während des Schlafes.

Auch wenn die im Schlaflabor zum Einsatz kommenden Verfahren differenzierte Einblicke ermöglichen, hält Dieter Kunz, Chefarzt der Klinik für Schlaf- und Chronomedizin der Berliner Charité, sie für eine grobe Vereinfachung: »In zwanzig Jahren werden Schlafforscher über uns nur lachen«, mutmaßt Kunz in Peter Sporks lesenswertem *Schlafbuch*. »Dann wird man viel genauer wissen, worauf es im Schlaf wirklich ankommt.«

Schwammiges Forschungsterrain

Bis heute kann man nicht objektiv messen, wie müde jemand im Moment ist oder ob er oder sie gar an einem chronischen Schlafdefizit leidet. Bei Übergewicht oder körperlicher Fitness existieren zumindest Empfehlungen und Grenzwerte, beim Schlaf dagegen gibt es allenfalls die recht unspezifische Regel, dass acht Stunden pro Nacht eine gute Idee sind – was aber von der Lebensrealität vieler Menschen weit entfernt ist.

Unserer Selbsteinschätzung in Sachen Schlaf ist nur bedingt zu trauen. Menschen unterschätzen ihr Schlafbedürfnis eher, als dass sie es überschätzen, und haben sich außerdem an ein chronisches Defizit oft schon derart gewöhnt, dass sie es gar nicht mehr wahrnehmen. Es lohnt sich also durchaus, auszuprobieren, wie sich um ein oder zwei Stunden verlängerte Auszeiten auf das Allgemeinbefinden auswirken. Man ist auf einem schmalen Grat unterwegs: Der Schlaf verdient Pflege und Bewusstmachung. Doch so sinnvoll es ist, die eigenen Bedürfnisse zu kennen, so wenig hilft es, unsere nächtlichen Auszeiten allzu besorgt zu beobachten. Schließlich ist der Schlaf ein scheues Tier, das sich durch zu viel Aufmerksamkeit vertreiben lässt – wie jeder weiß, der ihn in einer ruhelosen Nacht schon einmal herbeizwingen wollte.

Die Erforschung individueller Schlafgewohnheiten basiert in der Regel nicht auf überwachten Versuchsanordnungen, sondern auf Umfragen. Und die sind nur bedingt aussagekräftig und anfällig für Verzerrungen. Was die Einschätzung des eigenen Schlafes angeht, gibt es eine gute und eine schlechte Nachricht. Die gute lautet: Auch schlechte Schläfer bekommen in der Regel mehr Schlaf, als sie glauben. Selbst in gefühlt durchwachten Nächten hat es mit ziemlicher Sicherheit einige Schlafphasen gegeben – wenn auch nicht genug, um sich ausgeschlafen zu fühlen. Die schlechte Nachricht: Gerade Menschen, die ein unkompliziertes Verhältnis zum Schlaf haben, bekommen weniger, als sie vermuten. Wer um Mitternacht ins Bett geht und den Wecker auf acht Uhr stellt, der hat auch im besten Fall keine acht Stunden geschlafen, sondern allenfalls gute sieben. Nicht nur dauert es durchschnittlich etwa eine Viertelstunde, bis man eingeschlafen ist. (Wenn es deutlich schneller geht, ist das an sich schon ein Hinweis auf starke Übermüdung.) Die acht Stunden werden auch deshalb nicht erreicht, weil man nachts oft aufwacht: 28 Mal passiert dies beim Durchschnittsschläfer in jeder Nacht. Da diese Wachphasen in der Regel kürzer sind als ein paar Minuten, bleiben sie meist gar nicht im Gedächtnis, doch sie addieren sich zu einer stolzen Summe. Niemand schläft also durch – auch echte Murmeltiere nicht.

Schlafforschung auf Basis von Selbstauskünften ist dementsprechend alles andere als wasserdicht, weshalb sich Wissenschaftler bei der Frage, wie groß das gesellschaftliche Schlafdefizit ist, auf wackelige Daten stützen. Hier soll das von Chronobiologe Till Roenneberg initiierte »Human Sleep Project«, eine für die nahe Zukunft geplante Internetplattform, neue und vor allem objektive Einblicke ermöglichen. Nicht Fragebögen, sondern so genannte »Tracker«, die derzeit in Gestalt von Fitnessarmbändern oder smarten Uhren Einzug in unsere Lebenswelten halten, sollen Aufschluss über das tatsächliche Schlafverhalten der Menschen weltweit geben. Langfristig soll das Projekt rund 30 Millionen US-Dollar kosten – ein vergleichsweise preiswertes Unterfangen in Anbetracht des Nutzens, der sich aus den gesammelten Erkenntnissen ziehen ließe. Schließlich ist Schlafmangel kein Nischenphänomen mehr, sondern entwickelt sich zu einem globalen Problem mit weitreichenden gesundheitlichen Folgen. Eine statistische Untermauerung könnte zu einem größeren Problembewusstsein beitragen.

Allen derzeitigen methodischen Schwierigkeiten in der Schlafforschung zum Trotz sind sich Experten in einem Punkt einig: Es ist höchste Zeit, den Wecker in den Müll zu werfen. Weil allein die Notwendigkeit, einen zu benutzen, auf ein Defizit hinweist, das wiederum langfristig der Gesundheit schadet. Allerdings lässt sich das für die meisten Menschen im Alltag wohl kaum umsetzen.

Ein ungelöstes Rätsel

Zurück zu unserer Ausgangsfrage: Warum schlafen wir? (Und wieso muss das so lange dauern?) Salopp ausgedrückt: Wir schlafen, weil wir sonst todmüde wären, und bald auch tot. Nach etwa vier ganz und gar schlaflosen Nächten könnte es bereits lebensbedrohlich werden. Dazu lässt es unser Körper jedoch nicht kommen. An Schlaflosigkeit stirbt man nicht, höchstens an missglückten Versuchen, diese mit Tabletten zu therapieren. Es gibt zwar die so genannte tödliche familiäre Schlaflosigkeit, eine Erbkrankheit, die auf der gleichen Mutation beruht wie die Creutzfeldt-Jakob-Krankheit. Doch die ist sehr selten und hat nichts mit den ruhelosen Nächten zu tun, unter denen viele Menschen leiden.

Als längster wissenschaftlich dokumentierter Schlafverzicht gilt der des damals siebzehnjährigen Schülers

Randy Gardner aus San Diego im Jahr 1964. Der blieb unter Aufsicht des Schlafforschers William C. Dement elf Tage und 24 Minuten wach und landete damit im Guinness-Buch der Rekorde. Bei ihm hatte der Schlafverzicht – anders als bei manch anderem, der die Grenzen des Wachbleibens austestete – keine physischen oder psychischen Langzeitfolgen. Nachdem er sich ausgeschlafen hatte, ging es Gardner wieder gut.

Unter weniger wissenschaftlichen Bedingungen wurde Schlafverzicht in den späten fünfziger Jahren zu einer Strategie, mediale Aufmerksamkeit zu erzeugen. In den USA entdeckte unter anderem die wachsende, in starker Konkurrenz zueinander stehende Zunft der Radio-DJs in so genannten »Wake-a-thons«, also im marathonartigen Wachbleiben, Potenzial für Publicity-Stunts. Den berühmtesten Versuch dieser Art unternahm bereits sechs Jahre vor Gardner der New Yorker Peter Tripp, der in einem im Herzen der Stadt postierten, von außen einsehbaren Glaskasten (der ihm bezeichnenderweise von der an der Erforschung des Schlafes seit jeher interessierten US-Armee geliehen wurde) 201 Stunden – also gut acht Tage – wach blieb. Zum Ende seines Experiments hin wurde er allerdings paranoid und entwickelte später eine Persönlichkeitsstörung, die seine Karriere und sein Privatleben nachhaltig torpedierte.

Experimente wie dieses warfen mehr Fragen auf, als sie beantworteten. Nicht nur konnte nicht abschließend geklärt werden, ob Tripps Probleme direkt mit seinem Selbstversuch zusammenhingen beziehungsweise ob extremer Schlafentzug temporäre oder bleibende psychische

Probleme auslösen kann. Man war sich nicht einmal sicher, ob Tripp nicht doch so genannte Mikroschlafepisoden erlebt hatte, auch während er äußerlich wach wirkte. Zudem waren die Erkenntnisse, welche Schlafphasen nach einem langen Schlafentzug verstärkt nachgeholt wurden und auf welche Weise man sich wieder erholte, widersprüchlich. So hält zumindest die seriöse Schlafforschung von derartigen Versuchen an den Grenzen der menschlichen Belastbarkeit heute Abstand – auch wenn das Rätsel um den Grund des Schlafens nicht gelüftet ist.

Vielleicht hat die Ratlosigkeit der Forschergemeinde zumindest ein Gutes: Ein Mysterium lässt sich schlecht in seine Einzelteile zerlegen und von vermeintlich »nutzlosen« Rückständen befreien. Dass der Schlaf nach wie vor ein Rätsel ist, schützt ihn (und uns) womöglich vor unserem optimierungswütigen Zeitgeist.

Werfen wir einen Blick auf den bisherigen Wissensstand, dann liegt die Vermutung zumindest nahe, dass es keinen singulären Grund für den Schlaf gibt, sondern dass eine Vielzahl von Faktoren eine Rolle spielt. Wir wissen auch, dass der Schlaf ein »hochaktiver Ruhezustand« ist, wie es der Schlafforscher und Psychologe Jürgen Zulley ausdrückt. »Schlafen«, so bringt er es auf den Punkt, »ist im Grunde eine andere Form des Wachens.«

Logisch scheint, dass unser Körper sich im Schlaf regeneriert, den Effekt spüren wir nach jeder erholsam verbrachten Nacht. Schließlich arbeitet unser Bewegungsapparat den ganzen Tag, und man spürt sehr deutlich, wie schwer sich die Knochen anfühlen, wenn die Ruhepause einmal ausfällt. Schlafen wir also mehr, wenn wir uns körperlich besonders verausgabt haben? Dafür spricht, dass wir verschiedenen Studien zufolge nach anstrengenden Tätigkeiten tatsächlich etwas längere Tiefschlafphasen haben. Doch diese Forschungsergebnisse sind zum einen nicht konsistent, zum anderen scheinen die Auswirkungen minimal zu sein. Wichtiger als das Auspowern ist für die Schlafqualität offenbar, *wann* die körperliche Anstrengung stattfindet – nämlich im besten Fall nicht zu nah an der anvisierten Schlafenszeit – und *wo*, also idealerweise unter freiem Himmel, denn wachmachendes Sonnenlicht zur richtigen Uhrzeit sorgt dafür, dass wir am Abend wieder müde werden (mehr dazu in Kapitel 3).

Sport mit müden Knochen zu treiben, bereitet wenig Freude. Doch wenn es hart auf hart kommt, hält der Körper länger durch als unser Gehirn. Verschiedene Studien – etwa eine von J. D. Edinger aus dem Jahr 1990 zur Leistungsfähigkeit beim Tennisspielen nach Schlafentzug – zeigen, dass Ausdauer und Muskelkraft zumindest bei jungen Erwachsenen gar nicht so unmittelbar von akutem Schlafmangel betroffen sind wie die kognitiven Fähigkeiten, die schon unter nur einer schlechten Nacht leiden. Mehr als unser Körper scheint also unser Gehirn den Schlaf zu brauchen – um zu ruhen, um aufzuräumen und sich neu zu sortieren.

Dick, dumm und krank

Der Zweck unseres Schlafs lässt sich bislang wohl vor allem indirekt beweisen: durch all das Unbill, das droht, wenn wir nicht ausreichend schlafen. Knackig zugespitzt postulieren es Experten in aller Welt immer wieder: Schlafmangel mache dick, dumm und krank, wahlweise wird »krank« dabei durch »alt« oder »übellaunig« ersetzt. Ganz böse brachte es unlängst ein Artikel im Onlineportal *Fast Company* auf den Punkt: Zu wenig Schlaf mache »fat, stupid and dead«.

Welche Auswirkungen ein paar zu kurze Nächte auf unser Immunsystem haben, hat wahrscheinlich schon jeder einmal am eigenen Leib erfahren: Nach ein paar übervollen Tagen, an denen der Schlaf zu kurz kam, wacht man pünktlich zum Wochenende mit dicken Mandeln auf. Die Vermutung liegt nahe, dass der Schlaf auch bei komplexeren Krankheitsbildern eine Rolle spielt.

Von den so genannten natürlichen Killerzellen (NK-Zellen) sind jedenfalls schon nach einer einzigen schlafarmen Nacht deutlich weniger vorhanden. Die Aufgabe dieser NK-Zellen, einer Untergruppe der weißen Blutkörperchen, ist es, sich gestörte Zellen vorzunehmen: Tumorzellen zum Beispiel, aber auch solche, die von Viren aller Art befallen sind. Zum Glück sitzt nicht immer eine Erkältung in den Startlöchern, die sich von einer kurzen Nacht zur feindlichen Übernahme ermuntert fühlt.

Unangenehm sind die Folgen von zu wenig Schlaf allerdings auch, wenn man davon nicht krank wird. Die Gereiztheit, die uns oft begleitet, wenn wir nicht vernünftig geschlafen haben – verbunden mit einer nervösen Unruhe, die kurzfristig Energieschübe verleiht, sich aber trotzdem falsch anfühlt –, kennen wohl die meisten. Dass wir aber tatsächlich auch dümmer sind, dass unser Geist allenfalls mit angezogener Handbremse vor sich hin stottert, merken wir dagegen nicht unbedingt. Diese Einschränkungen sind zwar in zahllosen Experimenten belegt worden, sie sind also durchaus messbar. Doch wann kommt es schon einmal dazu, dass jemand misst, wie gut unser Gehirn ungewohnte Verknüpfungen herstellt oder in einer schwierigen Situation richtig reagiert? In diesem Punkt betrügt uns unsere Selbstwahrnehmung gerne. Zwar merken wir in den ersten Tagen mit zu wenig Schlaf, dass wir mental schwächeln, doch dieser Zustand wird rasch zur Normalität.

Eine Studie kanadischer Wissenschaftler zeigte 1999, wie chronisch unterschlafen die Briten sind, und inspirierte den *Guardian* zu der eher boulevardesken Zuspitzung, dass ein Mensch mit Durchschnitts-IQ und durchschnittlichem Schlafverhalten spätestens am Freitag »borderline retarded« (»grenzdebil«) sei. Dem zugrunde liegt die Annahme, dass die erste Stunde, die wir beim Schlaf sparen, den IQ um einen Punkt senke, zwei Stunden dagegen schon mit drei Minuspunkten zu Buche schlagen. Nach fünf kurzen Nächten, in denen man jeweils zwei Stunden zu wenig schläft – sechs statt acht Stunden etwa, was für viele Menschen alltägliche Realität ist –, hätte man schon 15 Punkte und damit einen nicht unbeträchtlichen Teil seines IQs eingebüßt.

Zum Glück kann man sich wieder schlau schlafen. Das gelingt allerdings nicht gleich am nächsten Wochenende, wo das Gros der Bevölkerung gerne nachholt, was es an Schlaf während der Arbeitswoche versäumt hat. Dafür ist das angehäufte Defizit zu massiv – vermutet zumindest Chronobiologe Till Roenneberg im Interview:

> Die kognitiven Einschränkungen, die durch Schlafmangel entstehen, kann man nicht am Wochenende aufholen. Man muss seine Lebensumstände ändern. Verstehen Sie mich nicht falsch: Es ist wichtig, dass man schlaftechnisch am Wochenende aufholt, was man kann. Dass die langfristigen Folgen von Schlafmangel damit behoben werden können, bezweifele ich jedoch.

Bleibt also der gute Vorsatz, wenigstens im nächsten Urlaub zwei, drei oder vier Wochen nach seiner inneren Uhr (und nicht nach der auf dem Nachttisch) zu leben und zu versuchen, etwas von dieser Erfahrung in den Alltag zu retten. Endlos lässt sich die eigene Schlafbilanz aber sicher nicht schönreden. Irgendwann rächt sich der Körper für all die kleinen Bausteine, die seinem Fundament entzogen wurden.

Im Herbst 2013 las man auf den Wissenschaftsseiten überregionaler Zeitungen von einem Gehirnforscher, der festgestellt hat, dass »biochemischer Schrott«, etwa ein Alzheimer mitauslösendes Protein, aus dem Gehirn gespült wird, während wir schlafen. Ansammlungen von Beta-Amyloid-Peptiden in den Zellzwischenräumen sind ein charakteristisches Merkmal der Alzheimerkrankheit, das sich übrigens viele Jahre vor dem Auftreten klinischer Symptome in den Gehirnen der Betroffenen finden lässt.

Zu wenig Schlaf könnte demnach zu den Proteinablagerungen, so genannten Plaques, führen, die als Demenzauslöser gelten.

Die *Ärztezeitung* schrieb im April 2014, dass wenig oder ein häufig unterbrochener Schlaf im mittleren Alter möglicherweise Schädigungen des Gehirns verursacht. Ein Team unter Leitung der Neurologin und Psychiaterin Kristine Yaffe in San Francisco hatte über sechshundert Teilnehmern der so genannten CARDIA-Studie ins Gehirn geschaut. Die untersuchten Probanden hatten zwar erst ein Durchschnittsalter von 45 Jahren, doch bei den Wenigschläfern – jenen also, die weniger als sieben Stunden pro Nacht schliefen – zeigten sich bereits Veränderungen der so genannten weißen Substanz, also der Teile des Zentralnervensystems, die aus Leitungsbahnen bestehen. Die wiederum ähnelten den Veränderungen in den Gehirnen von Demenzpatienten.

Ein zweifelsfreier Zusammenhang zwischen einem chronischen Schlafdefizit und Demenz ergibt sich durch die Auswertung dieser Studie allerdings noch nicht. Vielleicht wurden die Schlafprobleme durch neurodegenerative Prozesse ausgelöst, die einer Demenzerkrankung vorausgehen. Vielleicht schliefen diese Leute nicht zu wenig, weil sie zu spät ins Bett gingen, sondern weil die Veränderungen in ihrem Gehirn sie nicht länger schlafen ließen. Noch weiß man nicht, was am Anfang steht: das Schlafproblem oder die Veränderungen im Gehirn. Klar ist jedoch, dass ein Zusammenhang besteht.

Ein ähnliches Ei-oder-Henne-Problem gilt übrigens für die Vermutung, dass zu viel Schlaf auch nicht gesund sei (die sich vielleicht deshalb so hartnäckig hält, weil man sich bisweilen matschig fühlt, wenn man endlich mal wieder ausgeschlafen hat). Und tatsächlich, so belegen es Statistiken, haben Menschen, die besonders viel schlafen, ein erhöhtes Sterberisiko. Doch auch hier stellt sich die Frage: Macht zu viel Schlaf krank oder schläft jemand nur deshalb besonders viel, weil er gesundheitlich nicht auf der Höhe ist? Was in diesem Zusammenhang als zu viel Schlaf gilt, sind allerdings Dimensionen, die kaum ein gesunder Erwachsener je erreicht: Man muss durchschnittlich deutlich mehr als neun Stunden pro Nacht schlafen, um zu dieser Risikogruppe zu gehören.

Zurück zu der Frage, was Schlafmangel unserem Gehirn antut. Schließlich schlafen wir nicht nur, weil unser Geist Auszeiten braucht. Es findet auch ein Großreinemachen statt, Inhalte werden neu strukturiert. In manchen Phasen der Nacht arbeitet unser Gehirn so hart wie am Tag. Zahllose Experimente belegen, dass Probanden Zusammenhänge besser herstellen und Details genauer erinnern, wenn sie zwischen Wissensaufnahme und Wissensabfrage geschlafen haben. Das Gehirn bündelt im Schlaf Erlerntes und verknüpft es so, dass wir später darauf zurückgreifen können.

Schlafmangel wirkt sich langfristig also auch auf unser Langzeitgedächtnis aus – gerade bei jungen Leuten, die eine durchgemachte Nacht leichter wegstecken und deshalb nicht selten glauben, dass sie Fassbinder-like schlafen können, wenn sie tot sind. Teenager-Gehirne haben besonders viel Lernstoff zu verarbeiten. Da erscheint es logisch, dass man in der Pubertät noch deutlich mehr schläft als im Erwachsenenalter – im Idealfall zumindest. Unzeitgemäße Schulzeiten, der spätabendliche Blick aufs Smartphone und andere Faktoren sorgen dafür, dass gerade bei Jugendlichen das Schlafdefizit besonders hoch ist.

Die Aussicht, sein Demenzrisiko zu erhöhen, wird niemanden, der Vergnügliches vorhat, ins Bett treiben. Genauso wenig wie die anderen Probleme, die Wenigschläfern auf lange Sicht drohen: hoher Blutdruck, Diabetes, Herzprobleme. Wäre auch traurig, wenn ein Siebzehnjähriger derart angstbesetzt wäre. Zumal eine gelegentliche durchgefeierte Nacht weniger problematisch ist als ein strukturelles Schlafdefizit, das unseren alltäglichen Lebensumständen geschuldet ist.

Doch, und da wird es auch für diejenigen interessant, die sich kaum für die Langzeitfolgen ihrer Schlafschuld interessieren: Schlafmangel lässt nicht nur unsere Gehirne, sondern auch unsere Haut vorzeitig altern. Er macht uns also ein bisschen zerknitterter, und zwar nicht erst im höheren Alter. Der in Stockholm am Karolinska-Institut forschende Neurologe John Axelsson fotografierte im Rahmen eines Projekts junge Frauen und Männer – sie waren zwischen 18 und 31 Jahre alt, trugen kein Make-up und setzten einen neutralen Gesichtsausdruck auf – nach einer Acht-Stunden-Nacht und dann noch einmal, nachdem sie nur fünf Stunden geschlafen hatten und anschließend 31 Stunden hatten wach bleiben müssen. Über die Fragestellung des Projekts oder die Schlafsituation der Probanden war die Jury, der die Bilder vorgelegt wurden, selbstredend nicht informiert. Sie sollten einfach bewerten, wie gut diese jungen Leute aussahen. Ergebnis: Die Porträtierten erschienen der Jury nach wenig Schlaf nicht nur müder, sondern auch weniger attraktiv.

Dicker kann chronischer Schlafmangel außerdem machen. Bemerkenswerterweise werden in der öffentlichen Diskussion über die weltweit zunehmende Fettleibigkeit vor allem Gründe wie falsche Ernährung und ein Mangel an Bewegung angeführt, also Aspekte, die mit Selbstdisziplin zu tun haben. Ein wichtiger Faktor wird dabei gemeinhin übersehen: Wir schlafen immer weniger.

Nicht nur haben chronisch müde Menschen wenig Lust, sich zu bewegen. An Tagen, durch die wir uns übermüdet schleppen, haben wir außerdem oft Heißhunger auf Süßes und Kohlenhydrate – schließlich ist Zucker ein Energiespender, der sofort nach Verzehr zur Verfügung steht. Zudem wird die Ausschüttung von Insulin (dem Hormon, das unseren Blutzuckerspiegel reguliert) vom Schlafmangel beeinträchtigt. 1999 fand eine Forschergruppe an der Universität von Chicago heraus, dass bereits nach sechs Nächten, in denen man gesunde junge Menschen nur vier Stunden schlafen ließ, die Fähigkeit, Glukose zu verarbeiten, vorübergehend abgenommen hatte – bei manchen so sehr, als seien sie Diabetiker. Studienleiterin Eve Van Cauter bezeichnete Schlafmangel deshalb nicht nur als möglichen Grund, an Diabetes zu erkranken, sondern nannte ihn auch den »Königsweg zur Fettleibigkeit«.

Und Insulin ist nicht das einzige Hormon, das bei Müdigkeit aus dem Gleichgewicht gerät. Ausreichender Schlaf gewährleistet auch die Balance zwischen Ghrelin (dem Hormon, das uns hungrig werden lässt) und Leptin, das uns signalisiert, dass wir satt sind. Das Resultat: Der

Appetit bleibt maßvoll. Bei Müdigkeit steigt die Ghrelin-Ausschüttung, während die des Leptins sinkt. Und auch die Impulskontrolle schwächelt: Eine Studie unter der Leitung von Colin D. Chapman im schwedischen Uppsala fand heraus, dass der Einkaufswagen im Supermarkt nach einer durchwachten Nacht besonders vollgepackt wird.

Schichtarbeiter sind überproportional häufig übergewichtig, und das nicht unbedingt, weil sie sich mit Cola und Schokolade durch die Nacht retten. Tierversuche legen nahe, dass Essen zur chronobiologisch falschen Tageszeit dazu führt, dass die Nahrung nicht optimal verwertet wird. Wenn etwa nachtaktive Nager zum Fressen am Tag genötigt werden, legen sie bei gleicher Futtermenge beträchtlich an Gewicht zu.

Ein weiterer Grund, warum ausreichend Schlaf gut für die Figur ist, ist offensichtlich: Der Kalorienverbrauch ist nämlich fast gleich hoch, ob wir nun schlafen oder nicht (sofern wir uns im Wachzustand nicht körperlich betätigen). Angeblich nur fünfzig Kalorien mehr verbraucht man im entspannten Wachzustand im Laufe von acht Stunden. Das ist gerade mal so viel, wie an Energie in einer halben Scheibe Brot steckt. Oder man in fünf oder zehn Minuten auf dem Stepper im Fitnessstudio verbrennt.

Menschliches Versagen

Schlafmangel macht uns nicht nur dick, dumm und was sonst noch alles. Er lässt uns auch gemeingefährlich handeln. Nicht nur beeinträchtigt er unsere Fähigkeit, Zusammenhänge zu erkennen, sondern auch die Geschwindigkeit unserer Reaktionen. Tests haben gezeigt, dass man bereits 17 Stunden nach dem letzten Aufwachen – also ungefähr zu der Zeit, zu der man nach einem normal langen Tag wieder ins Bett geht – agiert, als habe man ein halbes Promille Alkohol im Blut. Am Morgen nach einer durchwachten Nacht, also nach 24 wachen Stunden, ist man schon bei einem ganzen Promille angekommen.

Zwar liegen müde Menschen bei der Einschätzung ihrer eigenen Fähigkeiten oft genauso daneben wie Betrunkene. Doch da man Müdigkeit, anders als den Alkoholpegel, nicht messen kann, ist nur schwer nachweisbar, wie sie sich bei der Arbeit oder im Straßenverkehr auswirkt. Nach offiziellen Schätzungen befindet sich Schlafmangel nicht auf den vorderen Rängen der Auslöser von Unfällen mit tödlichem Ausgang. Doch vermutlich ist die Dunkelziffer hoch. Die Deutsche Gesellschaft für Schlafforschung und Schlafmedizin (DGSM) schätzt, dass immerhin jeder fünfte Verkehrsunfall durch Müdigkeit ausgelöst wird. Man muss gar nicht in den berüchtigten Sekundenschlaf verfallen, um Schuld an einem Unfall zu tragen. Manchmal reicht eine Fehlentscheidung, die auf gesteigerte Aggressivität zurückzuführen ist – und deren Ursache kann durchaus zu wenig Schlaf sein, wie jeder weiß, der sich schon einmal durch einen müden Tag geschleppt hat.

Auf Fernstraßen und Stadtautobahnen ist die Gefahr einschlafbedingter Unfälle besonders hoch, selbst wenn Alkohol als zusätzliche Unfallursache ausgeschlossen werden kann. Das gilt übrigens nicht nur für das Zeitfenster zwischen Mitternacht und sechs Uhr morgens, sondern auch am frühen Nachmittag, wenn unsere innere Uhr auf Mittagsschlaf gepolt ist.

Ob es sich um ein Zugunglück oder einen Chemieunfall handelt, immer wieder werden derlei Vorkommnisse mit »menschlichem Versagen« erklärt. »Große Müdigkeit« wäre in vielen Fällen wohl die treffendere Beschreibung. So spielten Schlafdefizite auch bei verschiedenen Umweltkatastrophen eine Rolle: bei der 1989 durch den Tanker *Exxon Valdez* vor Alaska ausgelösten Ölpest genauso wie, zehn Jahre zuvor, beim Störfall im Atomreaktor Three Mile Island im US-amerikanischen Harrisburg. Der Chemieunfall im indischen Bhopal im Dezember 1984, dem tausende Menschen zum Opfer fielen, ereignete sich mitten in der Nacht. Und bei der Reaktorkatastrophe in Tschernobyl 1986 wird vermutet, dass das Wachpersonal stark übermüdet war. Dass die Raumfähre *Challenger* im selben Jahr unmittelbar nach ihrem Start auseinanderbrach, war ebenfalls Folge einer Fehlentscheidung, die die Verantwortlichen nach knapp zwei Stunden Schlaf getroffen hatten.

Zum Glück müssen die wenigsten Menschen auf ein Atomkraftwerk aufpassen. Doch verhängnisvolle Folgen kann Schlafmangel vielerorts haben: beim im Akkord operierenden Herzchirurgen ebenso wie beim Pizzakurier, der seine Lieferung warm auf den Tisch bringen muss – egal, wie dicht der Verkehr ist. Neue Erkenntnisse darüber, wie wir einschlafen und welche Mechanismen dabei ineinandergreifen, wären somit für die Sicherheit ein Zugewinn, ließe sich dadurch zum Beispiel der riskante Sekundenschlaf vielleicht vorhersehen. Bis dahin gilt: Schwere Lider sind nicht die erste Ankündigung einer Schläfrigkeitsattacke, sondern die letzte. Wenn sie auftreten, sollte der Chirurg das Besteck schon hingelegt und der Lkw-Fahrer bereits rechts rangefahren sein.

Körperchemie und die innere Uhr

Weg vom Mangel und zurück zum Schlaf: Was für ein wohliges Gefühl, sich abends ins Bett zu legen, die Hektik des Tages wegdriften zu lassen, während das Gehirn lustigen Unsinn produziert und wir langsam in die Welt des Schlafes hinübergleiten. Darauf, dass dies gelingt, hat unser Körper seit Stunden hingearbeitet.

Einen alleinigen Grund dafür, dass wir schlafen müssen, gibt es wohl nicht. Genauso wenig wie einen zentralen Schalter, der beim Einschlafen umgelegt wird. Wie wir in den Schlaf finden, ist unter anderem ein komplexes Zusammenspiel verschiedener Hormone. Wie es sich anfühlt, wenn dieses Zusammenspiel mal nicht funktioniert, spürt man, wenn man trotz bleierner Müdigkeit nicht einschlafen kann.

Die Schläfrigkeit, die unabhängig von der Uhrzeit und je länger wir wach sind entsteht, wird homöostatischer Druck oder Schlafdruck genannt. Grund für den ansteigenden Schlafdruck sind vermutlich Stoffwechselprodukte, die sich im Gehirn ansammeln und nur durch Schlaf wieder abgebaut werden. Adenosin etwa, das schlafinduzierend, also schlaffördernd wirkt, ist ein Abfallprodukt, das entsteht, wenn Nervenzellen Energie verbrauchen. Wenn sich genug davon angereichert hat, werden wir müde.

Im Idealfall wachen wir erst auf, wenn der Schlafdruck abgebaut ist – in der Realität allerdings zumeist, wenn der Wecker klingelt. Oder auch, wenn uns unsere innere Uhr signalisiert, dass es Zeit ist, aufzustehen. Die hormonelle Vorbereitung des Aufwachens startet der Körper bereits zwei Stunden vor unserer anvisierten Aufstehzeit. Der Neurowissenschaftler Jan Born experimentierte mit diesem natürlichen Aufweckprogramm, indem er einem Teil seiner Probanden eine falsche Uhrzeit nannte, zu der sie geweckt würden. Einer Gruppe kündigte er an, sie um sechs Uhr zu wecken, die anderen sollten bis neun Uhr schlafen. Eine Hälfte der Langschläfergruppe wurde allerdings ebenfalls bereits um sechs geweckt. Im Unterschied zu den Teilnehmern des Versuchs, die mit einem frühen Aufstehen rechneten, war die Körperchemie jener, die eine längere Nacht erwarteten, noch im Schlafmodus. Bei der Sechs-Uhr-Gruppe war unter anderem die Cortisolausschüttung, die das Aufwachen vorbereitet, voll angelaufen. Unsere innere Uhr tickt also immer mit und bereitet unseren Körper auf das vor, was ihn erwartet.

Genauso wie unser Schmerzempfinden unterschiedlich stark ausgeprägt ist, empfindet nicht jeder den Schlafdruck gleich. So weist etwa Wissenschaftsjournalist Peter Spork in seinem *Schlafbuch* darauf hin, dass der Schlafdruck bei manchen Menschen ständig hoch ist, ohne dass sie sich müde fühlen – was dazu führt, dass sie scheinbar mit wenig Schlaf auskommen, aber eben auch leicht und schnell einschlafen.

Etwas Licht in das Dickicht von gefühlter und tatsächlicher Müdigkeit bringt die so genannte Schlaflatenz, ein

Begriff, der die Zeit benennt, die man ab dem Moment des Zubettlegens bis zum Einschlafen braucht. Im Normalfall sind das 13 bis 17 Minuten. Natürlich gibt es bei der Schlaflatenz individuelle und kulturelle Unterschiede. Auf individueller Ebene hat das vor allem mit der Fähigkeit zu tun, schnell abzuschalten. Kulturelle Unterschiede können sein, dass die Gesellschaft schlaftoleranter ist und der Schläfer sich widerstandsloser dem Schlaf hingibt – mehr dazu im nächsten Kapitel – oder dass Störungen oder Geräusche nicht als der Schlafkiller empfunden werden, als der sie zum Beispiel bei uns gelten.

Mittags schlafen – das geht doch gar nicht!

Ich gebe unumwunden zu: Auch wenn ich gut und gerne schlafe, eine Schlafmacke habe ich. Die besteht aus einer bisweilen übertriebenen Angst, nicht genug Schlaf zu bekommen, weshalb ich schon in leichte Panik verfalle, wenn ich beim Zubettgehen weiß, dass fünf oder sechs Stunden später der Wecker klingeln wird. Was für viele normal ist (wenn auch sicher nicht gesundheitsförderlich), macht mich so nervös, dass mir das Einschlafen schwerfällt. Auch wenn ich über die Jahre gelernt habe, dass es nichts bringt, sich aufzuregen über jede Minute, die man am nächsten Tag zu wenig geschlafen haben wird, lässt mich die Angst vor zu kurzen Nächten schlechter schlafen.

Die Lösung könnte so einfach sein: sich an Tagen, wo der Schlaf nachts zu kurz gekommen ist, einfach am Nachmittag hinlegen und dadurch den Reset-Knopf drücken.

Nur leider kann ich das nicht. Schon als Kind war ich kein Mittagsschläfer. Damit ich tagsüber einschlafen kann, muss ich die vorangegangene Nacht durchgemacht haben. Oder krank sein. Selbst im ICE, wo ein Drittel der Fahrgäste nach ein paar Stunden mit offenem Mund vor sich hin schnorchelt, bin ich noch nie weggedöst. Mitten am Tag abschalten ist keine einfache Übung. Und wenn ich müde und unkonzentriert bin, scheint es noch schwerer zu sein – als halte das Gehirn krampfhaft die Spannung, um bloß den roten Faden nicht zu verlieren.

So sind mir Neujahrsvorsätze zwar fremd, doch eines nehme ich mir tatsächlich immer wieder vor: Mittagsschlaf lernen. Nur kommt es dazu nie, der Impuls geht im Alltag verloren. Da kommt der Auftrag einer Zeitung gerade recht: Ich soll einen Artikel über ein Mittagsschlafstudio schreiben, das 2014 in Berlin-Kreuzberg aufgemacht hat. Nickerchen heißt der Laden und ist bisher der einzige dieser Art in Deutschland – von Gimmicks wie den Schlafkapseln, die man sich an manchen Flughäfen für viel Geld mieten kann, abgesehen.

Das Nickerchen befindet sich in einer Seitenstraße, in der es von Bürogebäuden nur so wimmelt: reichlich potenzielle Kundschaft. An der Ladenfront wird Abhilfe bei leeren Akkus versprochen. Drinnen jedoch erinnert wenig daran, dass das gute alte Mittagsschläfchen gerne zum »Power-Nap« umgedeutet wird, damit es auch im Werkzeugkasten karrierebewusster Selbstoptimierer ein Plätzchen findet. Das Nickerchen ist flauschig und gemütlich.

Ob es hier mit einem Mittagsschlaf klappt? Über die Herausforderung freut sich Ladenbetreiberin Irina Ivachkovets: »Das wollen wir doch mal sehen, ob du wirklich nicht schlafen kannst.« Für all jene, die sich schwertun, bietet sie Hilfsmittel an: Schlafmasken und Ohrenstöpsel natürlich, aber auch eine Brille namens »Brainlight«, die flimmernde Lichtsignale in Richtung Netzhaut sendet und mit so genannten Licht-Ionen für Gehirnentspannung sorgen soll. Dazu kann man außerdem Audioprogramme buchen, die beim Abschalten helfen. Zum Einstieg zieht es mich noch nicht in die Horizontale, also auf eine der mit Vorhängen voneinander abgetrennten Liegen, sondern auf den Massagesessel.

Als echte Entdeckung erweist sich erstaunlicherweise besagte Licht-Ionen-Brille. Zunächst ist sie gewöhnungsbedürftig, doch nach wenigen Minuten erleichtert das diffuse Geflimmer das Wegdriften. Für die Muskeln ist der Sessel ein großer Spaß, nach zwanzig Minuten bin ich schön durchgeknetet. Entspannen ja, aber einschlafen – wie soll das gehen, während man von einem solchen Gerät durchgewalkt wird? Zumal man doch nicht jedes Mal, wenn man ein wenig abschalten will, für zwölf Euro auf diesen Sessel steigen kann.

Ich bin hier, um Mittagsschlaf zu lernen – und idealerweise die Erkenntnis mit nach Hause zu nehmen, dass das gar nicht so schwer ist. So vereinbare ich mit der Betreiberin, in ein paar Tagen wiederzukommen, um mich doch einmal auf eine der Liegen zu wagen. Bei meinem ersten Besuch habe ich zumindest schon mal gelernt, dass viele Menschen mit großer Selbstverständlichkeit ihre Mittagspause in einer der mit fünf Euro deutlich günstigeren Schlafkabinen verbringen.

Bis zum nächsten Besuch nehme ich mir vor, zuhause zu üben. Jeweils gegen 15 Uhr werde ich tatsächlich ein bisschen müde – bei Langschläfern kommt eben auch das mittägliche Formtief später. Das nutze ich, um mich hinzulegen. Am ersten Tag stelle ich den Wecker so, dass er eine halbe Stunde später losschrillt. Das Abschalten fällt mir schwer. Ich höre, wie der Computer im Wohnzimmer – »Pling!« – eine E-Mail empfängt, und muss den Impuls unterdrücken, nachzugucken, was drinsteht. Zudem tickt der Wecker in meinem Kopf mit, schließlich soll er schon in 25, 20, 15 Minuten klingeln. Irgendwann denke ich: Einschlafen lohnt sich nicht mehr. Ich bleibe liegen, aber richtig abgeschaltet habe ich nicht.

Am nächsten Tag versuche ich es mit dem Schlüsseltrick. Dafür nimmt man einen Schlüsselbund in die Hand und lässt diesen über die Bettkante hängen. So wird man kurz nach dem Einschlafen automatisch geweckt, da der Schlüssel zu Boden fällt, sobald die Muskeln sich entspannen. Die Idee dahinter ist, dass man aufwacht, bevor man in tiefere Schlafphasen gleitet und sich anschließend entsprechend matschig fühlt. Länger als eine gute halbe Stunde sollte ein Nickerchen deswegen nämlich sowieso nicht dauern. Dieses Mal schotte ich mich mit Ohrenstöpseln und einer Schlafbrille besser gegen die Alltagsgeräusche ab. Klappen will es dennoch nicht: Den Schlüsselbund habe ich immer noch umklammert, als ich beschließe, wieder aufzustehen.

Bei meinem nächsten Besuch im Nickerchen muss ich passenderweise viel zu früh aufstehen. Wenn es heute nicht klappt mit einem klassischen Mittagsschlaf, wann dann? So schwer kann das ja nicht sein. Ich lege mich in eine der Kabinen, die orthopädische Matratze ist wirklich bequem. Langsam trudeln die Gedanken weg, doch einschlafen kann ich natürlich mal wieder nicht. Schön liegt es sich hier dennoch. Nach zwanzig Minuten holt Irina mich ins Hier und Jetzt zurück. Komischerweise hat mich das Wissen, dass sie mich zu einer verabredeten Zeit wecken wird, nicht so sehr wach gehalten wie der tickende Wecker ein paar Tage zuvor. Vielleicht war es auch der Umstand, dass ich zuhause zu nah an meinem Arbeitsplatz bin, der mich nicht so richtig abschalten ließ.

Was ich erst im Laufe des Nachmittags merke: Ich fühle mich erholt, ganz anders als sonst an solchen Tagen. Offenbar muss ich gar nicht Mittagsschlaf können. Ich muss mich einfach öfter mal hinlegen! Und dabei wohl Abstand zum Schreibtisch wahren.

Hormonzirkus

Ist man nicht gerade im Mittagsschlaf-Training und erweist sich als dafür wenig talentiert, schläft man also irgendwann ein. Vor allem am Abend wirkt daran der ganze Körper mit. Adenosin, die den Schlaf herbeiführende Substanz, spielt dabei eine tragende Rolle, da sie belebende körpereigene Substanzen ausbremst, zum Beispiel Dopamin. Sie lässt zudem den Blutdruck und die Herzfrequenz absinken. Auch die Körpertemperatur fährt herunter – einer der Gründe, warum man sich vor dem Zubettgehen nicht den Bauch vollschlagen sollte, denn eine frisch angekurbelte Verdauung verhindert, dass die Körpertemperatur sinkt. Allerdings wird die Handbremse nicht bei allen Körperfunktionen angezogen. Das Wachstumshormon Somatropin – eine andere gängige Bezeichnung lautet HGH (Human Growth Hormone) – erledigt vor allem in Tiefschlafphasen seine Arbeit: 75 Prozent des Hormons werden im Schlaf ausgeschüttet. Seine Bildung erreicht zwar in der Pubertät ihren Höhepunkt, ist aber auch bei Erwachsenen für die Zellerneuerung und den Muskelaufbau notwendig. Auch in der Anti-Aging-Medizin ist das Hormon viel diskutiert.

Das wohl bekannteste Schlafhormon ist Melatonin. Es wird in der Zirbeldrüse im Zwischenhirn gebildet, während der Nacht ist seine Konzentration bis zu zehn Mal höher als tagsüber. Auch Melatonin hemmt die Ausschüttung anderer, wachmachender Hormone und hat dadurch eine schlaffördernde Wirkung. Hierzulande ist das darauf basierende Medikament verschreibungspflichtig und wird vor allem bei altersbedingten Schlafstörungen eingesetzt. Wie viele Schlafmittel ist es mittel- und langfristig mit Vorsicht zu genießen. Trotzdem hat Melatonin das Image einer Wunderdroge. In vielen Ländern, etwa in den USA oder Polen, kann man es in jeder Drogerie kaufen. Durch Selbstmedikation wird beispielsweise versucht, den Jetlag zu lindern. Manche Konsumenten hoffen auch, durch Melatonin, wie durch die Einnahme von Wachstumshormonen, Alterungsprozesse dank vermehrter Zellerneuerung auszubremsen. Der Melatoninspiegel im Blut steigt nach Einbruch der Dunkelheit an und erreicht gegen Mitte der Nacht seinen Höhepunkt. Licht ist der wichtigste Gegenspieler von Melatonin – weswegen zum Beispiel Nachtarbeiter Probleme haben, tagsüber erholsamen Schlaf zu finden, und es auch für »normal getaktete« Menschen kontraproduktiv ist, sich abends noch dem blauweißen Licht von Computerdisplays auszusetzen.

Untersuchungen haben gezeigt, dass der Melatoninspiegel in den lichtarmen Herbst- und Wintermonaten auch tagsüber höher ist. Weil Melatonin zudem aus dem Gute-Laune-Hormon Serotonin synthetisiert wird, erleben manche Menschen besonders in den dunklen Monaten depressive Verstimmungen. Viele haben den Wunsch, einfach die Decke über den Kopf zu ziehen und Winterschlaf zu halten, bis die dunkle Jahreszeit vorbei ist. Das kann übrigens auch eine Erklärung für die düsteren Gedanken sein, die sich im kuscheligen Bett bisweilen scheinbar grundlos einstellen, wenn man nachts wachliegt: Der Melatoninspiegel ist dann besonders hoch, die Serotoninausschüttung hingegen gering.

Am stärksten auf Schlaf gepolt ist unser Körper in der Mitte der Nacht, das ist bei den meisten Menschen zwischen vier und fünf Uhr. Puls und Blutdruck sind im Keller, das Stresshormon Cortisol, das uns tagsüber auf Trab hält, ist auf dem niedrigsten Stand, und der hohe Melatoninspiegel sorgt dafür, dass wir weiterschlafen – idealerweise, bis der Schlafdruck abgebaut ist. Und weil auch die Körpertemperatur entsprechend niedrig ist, fröstelt es uns unabhängig von den Außentemperaturen, wenn wir einmal besonders früh morgens in die Welt hinaus müssen.

Es ist ein komplexes Zusammenspiel der Hormone, das uns durch unsere Tage und Nächte führt. Einerseits können wir offenbar auf unseren Schlaf weniger Einfluss nehmen, als uns lieb ist. Andererseits ermöglicht ein größeres Wissen um dieses Autopilot-Programm des Körpers zumindest, sich zur richtigen Tageszeit den passenden Einflüssen auszusetzen, also zum Beispiel durch die Wahl der jeweils richtigen Lichtquellen das Melatonin aus unseren Tagen zu vertreiben, ihm dafür in den Abendstunden aber entsprechend mehr Raum zu geben.

Augen zu, Vorhang auf

In Watte gepackte Gedanken, seltsame Bilder, bekannte wie unbekannte Gesichter, und plötzlich steht ein Satz im Raum, den man gerade mit großer Bestimmtheit vor sich hin gesagt hat und der doch überhaupt keinen Sinn ergibt. Dabei hatte man sich eben erst hingelegt, an morgen gedacht oder den vergangenen Tag Revue passieren lassen, vielleicht noch einmal vor sich hin gegrinst über die Bemerkung eines Freundes. Doch plötzlich hat der das Gesicht eines Unbekannten. Und dieser Mensch sagt etwas ganz Komisches. Die Gedanken reihen sich aneinander, lose und ungezielt. Manchmal driften sie einfach weg und führen uns sanft in den Schlummer. Bisweilen aber stolpert man über die wirren Bilder, die einen da an der Schwelle zum Schlaf erwarten: Ich träume ja schon.

Was uns in der so genannten hypnagogen Phase begegnet, die das Hinübergleiten in den Schlaf oft begleitet, sind Halluzinationen, meist visueller Natur, manchmal aber auch akustischer. Zuweilen hat man das Gefühl, zu stolpern oder zu fallen, und der ganze Körper zuckt zusammen. Myoklonie lautet der Fachbegriff für diese Muskelzuckungen. Gelegentlich stellt sich aber auch das Gefühl ein, an einem ganz anderen Ort zu sein als im Bett.

Drei Viertel aller Befragten erinnern hypnagoge Bilder zumindest aus ihrer Kindheit; vielen bleibt die Fähigkeit, diese wahrzunehmen, im Erwachsenenalter erhalten. Wer sehr müde ist, wird eher nur ein paar Sekunden in der hypnagogen Phase verweilen, in rastlosen Nächten dagegen kann man Stunden in diesem Zwischenreich festhängen. Der Übergang vom Wachen zum Schlafen verläuft nicht linear, die einzelnen Teile unseres Bewusstseins verabschieden sich zeitversetzt. Bestimmte Regionen des Gehirns hängen noch im Wachzustand fest, während sich andere bereits Richtung Schlaf verabschiedet haben. So entstehen diese Überlappungen zwischen den Welten.

Plötzlich ein seltsames Bild vor Augen hatte auch Paul McCartney, der, als die Beatles 1966 an ihrem Album *Revolver* arbeiteten, ein Kinderlied schreiben wollte. Eines Abends schoss ihm beim Einschlafen der Gedanke durch den Kopf, wie schön es doch wäre, wenn die Band mit Freunden eine Party feiern würde, am besten in einem U-Boot. So erklärte er jedenfalls später die Entstehungsgeschichte des Songs *Yellow Submarine* – vielleicht auch um die Vermutungen zu zerstreuen, das Stück stecke voller Drogenreferenzen, schließlich experimentierten die vier Musiker zu dieser Zeit eifrig mit psychoaktiven Substanzen.

Ob sich die Entstehungsgeschichte von *Yellow Submarine* nun wirklich so zugetragen hat, ob der surreale Song eine Drogenphantasie war oder doch ein Nebenprodukt der so genannten hypnagogen Phase, ist eigentlich egal. Denn wenn unsere Gedanken so absurd ins Psychedelische abdriften, erlebt jeder ganz für sich eine Art Drogentrip, den uns die Natur schenkt – gratis und nebenwirkungsfrei. McCartney wusste das kreative Potenzial von Schlaf übrigens auch an anderer Stelle für sich zu nutzen: So flüsterte ihm seine früh verstorbene Mutter im Traum angeblich ein tröstliches *Let It Be* zu, und auch die Melodie zu *Yesterday* soll ihm im Schlaf eingefallen sein – gespielt von Streichinstrumenten.

Natürlich wurde das, was unser Gehirn in der hypnagogen Phase produziert, nicht erst von der Rockmusik für kreative Prozesse entdeckt. Im 19. Jahrhundert ließen sich Autoren von der ästhetischen Erfahrung dieser Halbschlafbilder inspirieren. Manch romantischer Künstler vermutete in der hypnagogen Phase sogar einen Schlüssel zum Wesenskern seiner Kunst. Der Schriftsteller Jean Paul versuchte zum Beispiel, die hypnagoge Phase kreativ zu nutzen. Für sein zwischen Klassik und Romantik angesiedeltes Werk wollte er die Halbschlafbilder, die er auch »Empfindbilder« nannte, als eine Art Korrektiv für die Ideen nutzen, die ihm während seiner wachen Dichttätigkeit kamen.

Von Leicht- und Tiefschlaf

Ganz egal, wie bewusst man das Einschlafen erlebt, nachdem unsere Gedanken eine Weile umhergetrudelt sind, landen wir am Ende in unserer eigenen Welt. Mit unserer Schlafmitte erreichen wir dann – Blutdruck im Keller, Cortisolausschüttung ebenso – eine Art Tiefpunkt. Der Weg dorthin ist allerdings alles andere als geradlinig. Unser Schlaf vollzieht sich vielmehr in Schleifen, die sich im Laufe der Nacht leicht verschieben. Ein Schlafzyklus, wie diese schleifenartigen Einheiten genannt werden, dauert um die neunzig Minuten, bei manchen etwas kürzer, bei manchen länger. Auch dieses Muster verändert sich im Laufe des Lebens, bei Kleinkindern zum Beispiel dauert der Schlafzyklus nur etwa fünfzig Minuten.

In jeder dieser Schleifen wiederholen sich Leicht- und Tiefschlafphasen sowie die so genannten REM-Phasen, allerdings mit wechselnder Gewichtung: In der ersten Hälfte der Nacht findet anteilig mehr Tiefschlaf statt, in den frühen Morgenstunden gibt es dagegen mehr REM-Phasen. Fast die halbe Nacht verbringen wir im Leichtschlaf, auf den für die Regeneration des Körpers so wichtigen Tiefschlaf entfallen dagegen nur 10 bis 15 Prozent.

In den ersten Zyklen ist der Schlaf besonders tief und relativ arm an Träumen – zumindest erleben wir in dieser Phase kaum die Art von Träumen, an die wir uns beim Aufwachen erinnern (mehr dazu im Traum-Exkurs). In den späteren Zyklen wird dagegen viel geträumt, und zwar in allen Schlafphasen, nicht nur in der REM-Phase, die oft mit dem Traumschlaf synonym verwendet wird. Zwischendurch gibt es immer wieder die bereits erwähnten und erstaunlich häufigen Aufwachmomente – vielleicht ein Relikt unserer prähistorischen Konditionierung, die uns auch nachts auf der Hut sein lässt.

Grundsätzlich teilen Schlafforscher den Schlaf in zwei Modi ein, den NREM-Schlaf (Non-REM) und den REM-Schlaf. Manchmal wird der NREM-Schlaf, zu dem die Leicht- und auch die Tiefschlafphasen gehören, als orthodoxer und der REM-Schlaf als paradoxer Schlaf bezeichnet – paradox, weil trotz Lähmung der Muskeln im Körper eine Menge vor sich geht und das Gehirn ähnlich aktiv ist wie im Wachzustand.

Was für ein komplexer Vorgang nicht nur das Einschlafen, sondern auch die Abfolge der einzelnen Schlafphasen ist, zeigt sich, wenn bei dieser Choreografie etwas schiefläuft. Verschiedene Krankheitsbilder sind darauf zurückzuführen, dass eine neue Schlafphase eingeläutet wird, ohne dass der Körper die passenden »Rahmenbedingungen« geschaffen hat. Narkolepsie zum Beispiel, im Volksmund auch »Schlummersucht« genannt – eine neurologische Funktionsstörung, an der etwa 40 000 Menschen in Deutschland leiden –, zeigt sich unter anderem in spontanen Einschlafattacken. Diese Störung der Schlaf-Wach-Regulation wird davon begleitet, dass Schläfer direkt vom Wachzustand, ohne Vorwarnung, in die REM-Phase rutschen. Auch beim Schlafwandeln, einer wenig erforschten Schlafstörung, wird vermutet, dass beim Übergang in die REM-Phase etwas schiefläuft, dass nämlich die Muskelerschlaffung, die zwischen Tief- und REM-Schlaf normalerweise stattfindet, ausbleibt.

Doch zurück zum »normalen« Schlaf: Je tiefer wir schlafen, desto weniger Eindrücke dringen in unser Bewusstsein. Wenn wir aus dem Tiefschlaf geweckt werden, sind wir bisweilen stark verwirrt, eben schlaftrunken. Dass wir uns aber auch im Tiefschlaf nicht so ganz in einem Zustand der Bewusstlosigkeit befinden, beweist der Umstand, dass immer noch bestimmte Reize zu uns durchdringen: Eltern kleiner Kinder zum Beispiel hören deren leises Wimmern, blenden lautere Geräusche aber aus. Und wenn wir von unserem Nachbarn sowieso genervt sind, holt uns auch Lärm aus seiner Wohnung aus dem Schlaf, den wir eigentlich überhören könnten.

Die frühen Schlafzyklen mit größerem Tiefschlafanteil sind die wichtigsten in Sachen Regeneration. Kein Wunder also, dass es im Volksmund heißt, eine Stunde Schlaf vor Mitternacht sei besser als zwei danach. Doch auch wenn in der ersten Hälfte unserer Nachtruhe der Tiefschlaf sein Gesundheitsprogramm abspielt und obwohl erst bei abnehmendem Schlafdruck die Anteile des REM-Schlafs zunehmen, wäre es falsch, im Tiefschlaf die Pflicht zu sehen und im REM-Schlaf die Kür. Zahllose Experimente beweisen: Einfach ausfallen lassen kann man den REM-Schlaf nicht.

Faszinosum REM-Schlaf

Nathaniel Kleitman war es, der den REM-Schlaf erstmals beschrieb und damit zum Begründer der modernen Schlafforschung wurde. Seine Entdeckung lieferte einen ersten Hinweis darauf, dass nachts in unserem Gehirn einiges passiert und der Schlaf nicht die Abwesenheit von allem ist.

Im REM-Schlaf erzeugt das Gehirn Betawellen wie im wachen Zustand. Die Augen bewegen sich hektisch hin und her, was dieser Schlafphase ihren Namen gegeben hat: REM steht für »Rapid Eye Movements«, für schnelle Augenbewegungen. Die Muskeln im Körper sind dabei allerdings komplett gelähmt, ihr Tonus ist noch schlaffer als im Rest der Nacht, damit wir uns von unseren Träumen nicht zu riskanten Aktionen hinreißen lassen. Atem und Puls laufen auf Hochtouren und sind oft unregelmäßig. Die Geschlechtsteile sind bei Männern und Frauen stark durchblutet, bei Männern kommt es zu Erektionen.

Wie bereits erläutert, gibt das Warum des Schlafes Wissenschaftlern nach wie vor Rätsel auf. Das gilt in besonderem Maße für die REM-Phase. Es gibt zahllose, sich teils widersprechende Hypothesen. Einige glauben, das Gehirn lösche in der REM-Phase überflüssige Informationen und beuge somit einer Überladung seiner Kapazitäten vor. Dazu passt eine andere Vermutung: dass der REM-Schlaf der Regeneration des Gehirns diene. Für die Regeneration des Körpers ist der Tiefschlaf zwar unverzichtbar. Doch fast noch dringender scheinen wir den REM-Schlaf zu brauchen, das lassen zumindest Experimente vermuten, bei denen versucht wurde, ihn zu verhindern. Um möglichst nah an seinen Probanden zu sein, teilte sich Schlafforscher William C. Dement mit ihnen eine Wohnung. Er wollte herausfinden, was passiert, wenn man den REM-Schlaf unterbindet. Beim ersten Anzeichen, dass die Versuchspersonen in diese Schlafphase eingetreten waren (was dank der flatternden Augenlider leicht von außen zu erkennen war), weckte er sie.

Nach einer Weile rutschten die Versuchsteilnehmer unmittelbar nach dem Einschlafen in die REM-Phase. Wenn Dement sie systematisch verhindern wollte, musste er das im Versuchsverlauf immer häufiger tun. Während die Gehirne seiner Probanden in der ersten Nacht durchschnittlich zehn bis zwanzig Mal ihren REM-Schlaf forderten, mussten sie in der dritten Nacht grausame sechzig Mal wachgerüttelt werden. Dement fand nicht nur heraus, dass der Druck, in den REM-Schlaf einzutreten, immer stärker wurde, sondern stellte außerdem fest, dass seine Versuchsteilnehmer zunehmend gereizt waren.

Der REM-Schlaf hilft allem Anschein nach bei der Verarbeitung von emotionalen Eindrücken. In dieser Schlafphase wird das limbische System angeregt, also der Teil des Gehirns, in dem Gefühle, Triebe, aber auch manche Denkleistungen entstehen. Man geht davon aus, dass die sich hin und her bewegenden Augen diese Verarbeitungsprozesse auslösen.

Die schlechte Laune, die einen nach einer kurzen Nacht bisweilen begleitet, lässt sich möglicherweise dadurch erklären, dass man emotionale Eindrücke nicht ausreichend verarbeiten konnte. Nach Einschätzung einiger Experten wird sogar umgekehrt ein Schuh daraus: Sie vermuten, dass sich traumatische Erlebnisse weniger fest ins Gedächtnis einschreiben, wenn unmittelbar danach wenig REM-Schlaf stattfindet. So sorgt vielleicht die Erregung, die auf das vegetative Nervensystem einwirkt (das so genannte »Hyperarousal«), dafür, dass sich schlimme Ereignisse, Sorgen oder Verlustgefühle nicht einprägen, also nicht im Schlaf verfestigt werden. (Liebeskummer und schlechter Schlaf zum Beispiel gehen fast zwangsläufig Hand in Hand.) Inwiefern dem so ist, ob unsere Evolution eine Art Selbstschutz eingebaut hat – darüber gehen die Ansichten auseinander.

Während Erwachsene etwa 20 bis 25 Prozent ihrer Schlafenszeit in der REM-Phase verbringen, sind Neugeborene jeden Tag ungefähr neun Stunden im REM-Modus. Bis zum achten Lebensjahr geht der Anteil des REM-Schlafs auf drei Stunden zurück. Doch auch Jugendliche verbringen noch einen größeren Anteil ihres Schlafs in der REM-Phase. Offensichtlich ist sie also für lernende Gehirne besonders wichtig.

Was lernt man wann?

Dass es eine direkte Verbindung zwischen unserem Schlaf und unserer Gedächtnisleistung gibt, hat wohl jeder schon einmal am eigenen Leib erfahren, sei es nach einer schlaflosen Nacht oder am ersten Jetlag-Tag am Urlaubsort, wenn man besonders neben der Spur ist. Nicht nur führt Schlafentzug dazu, dass wir uns schlechter konzentrieren können, auch unser Erinnerungsvermögen funktioniert einfach nicht richtig, und leichter irritieren lassen wir uns außerdem. Umgekehrt weiß auch der Volksmund um die Wirksamkeit des Gedankenfilters Schlaf und empfiehlt, »über etwas zu schlafen«, bevor man eine wichtige Entscheidung trifft.

Damit Gelerntes dauerhaft erhalten bleibt, muss es im Langzeitgedächtnis abgespeichert werden. Wissenschaftler haben in zahllosen Experimenten zu ergründen versucht, welcher Zusammenhang zwischen Schlaf und Lernen besteht. Um das herauszufinden, müssten sie sich jedoch erst einmal einig darüber sein, was mit »Lernen« genau gemeint ist. Man unterscheidet nämlich zwei Gedächtnissysteme voneinander: das deklarative und das nondeklarative Gedächtnis.

Das deklarative Gedächtnis kann Fakten ebenso wie Ereignisse bewusst abrufen. In Experimenten wird die Lernleistung des deklarativen Gedächtnisses beispielsweise durch das Abfragen vorher erlernter Wortpaare oder Bilder überprüft. Das nondeklarative Gedächtnis »funktioniert« hingegen, ohne auf bewusste Gedächtnisinhalte zurückzugreifen. Es lässt unter anderem verinnerlichte Prozesse abspulen, was auch als prozedurales Gedächtnis bezeichnet wird: automatisierte Bewegungsabläufe etwa, Fahrradfahren oder auch Tanzen. Neben motorischen und sensorischen Fähigkeiten werden zudem auch Alltagsgewohnheiten und emotionale Assoziationen vom nondeklarativen Gedächtnis abgespeichert.

Experimente und Studien belegen: Sowohl beim Menschen als auch bei Tieren hat Schlaf einen positiven Einfluss auf das Abrufen zuvor erlernter Inhalte. Nach wie vor wird eifrig diskutiert, welches Schlafstadium welchen Aspekt der Gedächtnisbildung beeinflusst. Doch auch wenn die offenen Fragen überwiegen: Es scheint einen besonderen Zusammenhang zu geben zwischen der deklarativen Gedächtnisbildung und der Tiefschlafphase sowie zwischen dem nondeklarativen Gedächtnis und dem REM-Schlaf.

Dafür spricht unter anderem ein Versuch, den Joachim Buchegger und Alfred Meier-Koll in den späten achtziger Jahren an der Universität Konstanz durchführten: Sie beobachteten, dass sich bei den Teilnehmern eines Trampolinkurses – bei Menschen also, die sich mit einer ungewohnten motorischen Herausforderung konfrontiert sahen – der Anteil des REM-Schlafs erhöhte, während die Probanden einer Vergleichsgruppe, die ebenfalls Sport trieb, jedoch fußballspielend und tanzend auf bekannte Bewegungsabläufe zurückgriff, »normal« schliefen.

Daraus könnte man schließen: Vokabeln behält man auch nach einer kurzen Nacht, wenn der Tiefschlaf einigermaßen zu seinem Recht kam. Wenn man motorisches Neuland betritt, also etwa einen Skikurs macht, sollte man sich jedoch auf jeden Fall den Luxus des Ausschlafens gönnen. Abends zu lernen, damit die Inhalte beim Einschlafen noch präsent sind, funktioniert dagegen nur bedingt, weil die meisten Menschen am Vormittag schlicht und einfach aufnahmefähiger sind, egal ob man damit nun sieben Uhr oder zehn Uhr morgens meint. Den Kopf abends nochmal allzu stark zu fordern, ist mitunter kontraproduktiv, weil man besser schläft, wenn man einen entspannten Abend verbracht hat. Vom intensiven spätabendlichen Büffeln vor Prüfungen ist also abzuraten.

Viele gute Gründe für den Schlaf

Es hat sich gezeigt: Einen zentralen Grund, warum wir Schlaf brauchen, gibt es wohl nicht, ebenso wenig wie den einen physischen oder psychischen Faktor, der dafür sorgt, dass uns der Schlaf regelmäßig übermannt. Fest steht allerdings, dass zahllose gute Gründe existieren, warum wir unserer körperlichen und geistigen Gesundheit zuliebe schlafen sollten – und müssen. Was wäre der Mensch zudem ohne seine Erinnerung? Wie Studien zur Gedächtnisbildung gezeigt haben, werden wir erst durch den Schlaf zu dem, was wir im wachen Leben sind. Grund genug, in die wundersame Welt des Schlafes noch ein wenig tiefer einzutauchen.

2.

Der Schlaf der anderen

Obwohl wir alle in schöner Regelmäßigkeit schlafen müssen, sind unsere Schlafmuster keineswegs so selbstverständlich, »natürlich« oder zwingend, wie wir vielleicht glauben. Und wie in der westlichen, industrialisierten Welt geschlafen wird – in einem meist diesem Zweck vorbehaltenen Raum, oft allein, allenfalls mit dem Partner oder dem eigenen Kleinkind, abgedunkelt und möglichst geräuscharm –, ist im weltweiten Vergleich eher die Ausnahme und historisch betrachtet eine ziemlich neue Entwicklung.

Man sollte meinen, unsere Art zu schlafen mache vor dem Hintergrund unserer ökonomischen, klimatischen und kulturellen Bedingungen besonderen Sinn, schließlich haben wir uns auch in anderen Bereichen unserer Umwelt angepasst. Vielleicht ist unsere Schlafroutine angesichts unserer Lebensumstände sogar die für uns bestmögliche. Logisch wäre das ja. Warum sonst sollten regionale Besonderheiten wie etwa die Siesta-Kultur entstanden sein?

Oft ist dem aber leider nicht so. Gerade beim Schlaf folgen wir Gewohnheiten aus einer anderen Lebensphase. Es ist erstaunlich, wie viele Menschen immer zu der Zeit aufstehen, die für sie irgendwann einmal zur Routine geworden ist, weil sie schon um sechs zur Arbeit oder weil die Kinder früh zur Schule mussten.

Es lohnt sich also, unsere Gewohnheiten und Sichtweisen auf den Prüfstand zu stellen. Ein Blick in die weite Welt kann dabei nützliche Anregungen geben. Zu vergleichen, wie andere Menschen ihr Schlafpensum erreichen, lohnt sich nicht zuletzt, weil in vielen Teilen der Welt deutlich selbstverständlicher und beiläufiger geschlafen wird als hierzulande. In Anbetracht dessen, dass unsere Lebens- und Arbeitswelten immer flexibler werden – was wohl Fluch und Segen zugleich ist –, sollten auch wir vielleicht lernen, unseren Schlaf flexibler zu gestalten.

Auch ein Blick in andere Zeiten und in unsere eigene Geschichte kann dazu inspirieren, dem Schlaf mehr Raum zu geben – zum Beispiel, indem man ihn zu einer weniger privaten Angelegenheit macht. Ein »anti-neurotischer« Nebeneffekt könnte sein, entspannter auf Schlafmuster zu blicken, die bei uns als Störung gelten, möglicherweise aber eine natürliche Disposition des Menschen widerspiegeln.

Wie erstrebenswert ein flexiblerer Schlaf ist, darüber gehen die Expertenmeinungen auseinander. Schließlich findet man nur in einem längeren Schlaf, idealerweise nachts, in eine Schlaftiefe, die für richtige Erholung sorgt. Doch ganz offensichtlich hat unser regelmäßiger Nachtschlaf in den letzten Jahrzehnten gelitten, und dem lässt sich erst einmal ganz unmittelbar nur auf individueller Ebene entgegensteuern. Ein Problembewusstsein dafür, wie schädlich ein chronisches Schlafdefizit ist, entsteht auf Gesellschaftsebene schließlich gerade erst – und die institutionellen Mühlen mahlen langsam, wie etwa die Dauerbrenner-Diskussion um den Unsinn eines allzu frühen Schulbeginns beweist. Auch eulenfreundlichere Arbeitszeitmodelle werden sich wohl nicht so schnell durchsetzen, schließlich kollidieren da Wirtschaftsinteressen mit körperlichen Bedürfnissen.

Vor diesem Hintergrund ist es wohl besser, den entstehenden Schlafmangel in Eigenregie so gut wie möglich zu kompensieren, als gar nicht zu reagieren. Und uns den Schlaf, den wir eben nicht mehr so selbstverständlich bekommen wie die Menschen noch vor hundert oder auch dreißig Jahren, zum Beispiel durch kleine Ruheeinheiten zwischendurch zu holen – notfalls auch jenseits der eigenen vier Wände, etwa im Pausenraum am Arbeitsplatz. Dass wir nämlich heutzutage weniger und in der Summe wohl zu wenig schlafen, zumindest darüber sind sich Schlafforscher einig – und sind zudem der einhelligen Meinung, dass unsere Lebensumstände viel mit diesem Missstand zu tun haben. Das Ausmaß des kollektiven Defizits kennt niemand so genau, nicht zuletzt, weil es keine allgemeingültigen Richtwerte gibt. Im Schlaf ist jeder eben ein bisschen anders. Machen wir uns also daran, herauszufinden, wer wir sind und was für uns gut ist.

Eine Erfindung, die alles veränderte

Kurz soll an dieser Stelle die Bedeutung von Licht Erwähnung finden. Den Einfluss der Sonne, zunehmend aber auch des Lichts aus künstlichen Quellen, auf unsere innere Uhr kann man nämlich gar nicht hoch genug einschätzen.

Seit der Erfindung der Glühbirne macht der Mensch die Nacht zum Tag – eine Entwicklung, die sich in den letzten Jahrzehnten zugespitzt hat durch die ständige Gegenwart von Displays und Bildschirmen, die blauweißes, das Schlafhormon Melatonin hemmendes Licht ausstrahlen.

Evolutionsgeschichtlich betrachtet ist der Zeitraum, seit der Mensch seine Umgebung im großen Stil erhellen kann, ein Klacks. Doch die Industrialisierung und eben auch Edisons »Electric Lamp« – unter dieser Bezeichnung wurde 1879 das Patent beantragt – haben unsere Schlafmuster wohl stärker verändert als sonst irgendetwas in der Menschheitsgeschichte.

Wir schätzen die Möglichkeit, unseren Tagesablauf mithilfe all der Lichtquellen um uns herum unseren Prioritäten anzupassen: abends Zeit mit anderen Menschen zu verbringen, ins Kino oder Theater zu gehen oder eben auch zu arbeiten, wann immer es uns passt. Ohne künstliches Licht hätte sich eine bescheidenere Freizeitindustrie entwickelt. Auch die wirtschaftliche und gesellschaftliche Entwicklung wäre wesentlich langsamer vor sich gegangen. Ohne künstliches Licht wäre das Arbeiten im Schichtbetrieb, ein wesentlicher Katalysator der industriellen Entwicklung, nicht möglich geworden, und auch der urbane Lebensstil wäre heute ein anderer.

Wohl will niemand die Uhr zurückdrehen und so leben wie die Menschen im Mittelalter. Und nur hartgesottene Aussteiger-Typen möchten dauerhaft da leben, wo die Elektrizität noch nicht aus der Steckdose kommt und ein Generator gerade mal ein oder zwei Stunden am Tag Strom erzeugt. Als Urlaub allerdings kann das sehr erholsam sein, besonders in Äquatornähe, wo die Nächte zwölf Stunden lang sind – und damit deutlich länger als unsere Sommernächte. Aufenthalte in wenig industrialisierten Teilen der Welt sind unter diesem Aspekt ein echter Augenöffner im Hinblick auf die eigenen Schlafbedürfnisse! Vielleicht ist echtes Ausschlafen überhaupt nur in einer solchen, für uns »unnatürlich« reizarmen Umgebung möglich.

Früher war nicht alles besser

Unsere Ansprüche an uns selbst sind mit dem technologischen Fortschritt vorangaloppiert. Diverse Gerätschaften nehmen uns Arbeit ab, erleichtern die Kommunikation und versprechen uns, dass wir aus der zur Verfügung stehenden Zeit mehr herausholen können. Dementsprechend packen wir unsere Tage immer voller, doch unsere körperliche Hardware hat sich seit der Steinzeit kaum verändert – unser Schlafbedürfnis ist immer noch das gleiche. Nicht zuletzt deshalb lohnt es, auch mal einen Blick über den Tellerrand zu wagen.

Naturgemäß ist der Schlaf ein sehr individuelles Vergnügen, doch er muss keineswegs eine so private Angelegenheit sein, wie er es in diesem Teil der Welt gemeinhin ist. Früher war der Schlaf auch bei uns ein »öffentlicheres« Ereignis: Die ganze Familie schlief in einem Zimmer, oft in einem Bett – und sogar Gäste durften sich dazulegen. Im Winter musste man sich schließlich gegenseitig wärmen. In der Landwirtschaft arbeitende Menschen – also die meisten unserer Vorfahren – hatten in dieser Jahreszeit sowieso nicht viel zu tun, es gab schließlich eine Vegetationspause. Also verdöste man viel Zeit in der gemeinsamen Bettstatt. Alt und Jung, Männer, Frauen und Kinder lagen dort nebeneinander.

Eine solch gemeinschaftliche Art des Schlafens erlebt man als Bewohner der westlichen Welt allenfalls noch als Gast von Nomaden in der mongolischen Steppe – wobei mittlerweile auch dort die Mechanismen der Tourismusindustrie dafür sorgen, dass die Gäste sich in ihre eigene Jurte zurückziehen können. Wovon wir uns in unserer Nachtruhe gestört fühlen, dem Hüsteln und Drehen und Wenden anderer Menschen, war einst auch bei uns nächtlicher Alltag (und möglicherweise eine willkommene Rückversicherung, dass man in der dunklen Nacht nicht ganz allein war).

Die Menschen in prähistorischen Zeiten brauchten den nächtlichen Schutz der Gruppe erst recht. Schließlich war man im Schlaf besonders wehrlos. Kein Wunder also, dass wir im Laufe einer Nacht durchschnittlich fast dreißig Mal aufwachen, auch wenn wir uns daran hinterher nur selten erinnern. Auch unsere Träume, in denen es oft deutlich aufregender zugeht als in der wirklichen Welt, könnten der Tatsache geschuldet sein, dass unsere Vorfahren in ihrer Phantasie Gefahrensituationen durchspielten, um in der Realität besser darauf vorbereitet zu sein. So zumindest lautet eine von vielen Theorien über Träume. Im Schlaf sind wir eben immer noch Steinzeitmenschen.

Lange Zeit galt der Schlaf als Gegenspieler eines gottesfürchtigen Lebens. Strebsamkeit und Schlaf vertrugen sich nicht, und Müßiggang hielt den Menschen davon ab, seine Rolle in der Gemeinschaft zu erfüllen. Dennoch stellen wir uns gerne vor, dass unsere Vorfahren ein mühe-, aber auch mußevolles Leben hatten – Letzteres vor allem in den ruhigen, langen, dunklen Nächten. In einem Punkt stimmt das wohl: Die Menschen waren bestimmt weniger »neurotische« Schläfer, als wir es sind. Die Zwangsläufigkeit des Schlafes haben sie eher akzeptiert, ohne permanent darüber nachzudenken, wie sie mehr aus ihrem Tag holen konnten und an welchen Punkten ihr Zeitmanagement noch optimierbar war. Zudem waren sie sicher anpassungsfähiger und brauchten weniger perfekte Bedingungen, um zu ihrem Schlaf zu kommen.

Nichtsdestotrotz gibt es wenige Gründe, den Schlaf unserer Vorfahren zu romantisieren. Auch wenn unser Pensum im letzten Jahrhundert gelitten hat, ist vieles besser geworden, die hygienischen Verhältnisse zum Beispiel. So verschwanden die Ungeziefer erst aus den Betten, als die Matratzen seit dem 18. Jahrhundert nicht mehr mit Stroh oder Daunen, sondern mit Baumwolle, Wolle oder Rosshaaren gestopft wurden – ein heute in Vergessenheit geratener Aspekt des Schlafens in früheren Zeiten.

Die Tatsache, dass der selige Schlaf seit jeher ein beliebtes Thema in der Dichtkunst war, legt außerdem nahe, dass der nächtliche Friede keineswegs selbstverständlich war, sondern oft herbeigesehnt wurde. So wünscht sich zum Beispiel Walther von der Vogelweide, Lyriker des Mittelalters, in seinem Gedicht *Traumglück* erholsame Ruhezeiten, frei von Störenfrieden. Zwar ist es bei ihm eine Krähe, die ihn um den Schlaf bringt. Doch, so beschreibt es die Germanistin Gabriele Klug, zweifelsohne ist diese eine Metapher für »die Stimme des Alltags«, die die »vorsätzliche Realitätsflucht« torpediert, die der Schlaf sein kann. Schon von der Vogelweide sehnte sich also nach ein paar seligen Momenten fernab von allem.

Doch darauf durfte man vor allem in den unteren Gesellschaftsschichten nicht immer hoffen. So mussten sich die Menschen oft mit äußerst unkomfortablen Schlafstätten arrangieren und konnten sich nur selten in ein richtiges Bett – und schon gar nicht in das eigene – legen. Die Nacht war dunkler und wohl auch gefährlicher als in unserer ausgeleuchteten Gegenwart, so dass man zuhause am besten aufgehoben war. Doch gemütlich war es da nicht unbedingt. Wie man sich bettete, war oft aus der Not geboren.

Besonders verheerend auf den Schlafkomfort der Unterprivilegierten wirkten die Folgen der zügigen Industrialisierung. Die Lebensrhythmen der Menschen wurden gehörig auf den Kopf gestellt. In den rapide wachsenden Städten führte die Landflucht zu beengten Wohnverhältnissen. Im viktorianischen London zum Beispiel wurden Sitzplätze auf harten Bänken an müde Fabrikarbeiter vermietet. Sogar Stehplätze gab es – damit man im Schlaf nicht umfiel, konnte man seine Arme über ein durch den Raum gespanntes Seil hängen. Kaum angenehmer klingt es, dass sich Schichtarbeiter ein Bett teilten, in dem sie zu unterschiedlichen Zeiten schliefen – eben auch im Schichtbetrieb. Diese Schichtschläfer, von denen es in europäischen Großstädten zur Zeit der industriellen Revolution tausende gab, bezeichnete man auch als »Bettgänger«.

Sein Bett musste man also oft teilen, nicht nur mit Familienmitgliedern. Allerdings wurde diese Sitte seit dem 18. Jahrhundert zumindest von der Oberschicht mit zunehmendem Argwohn betrachtet – und dadurch zur Klassenfrage gemacht. Mediziner sahen im gemeinsamen Bett eine Brutstätte für Krankheiten, und auch religiöse Führer fanden es plötzlich moralisch bedenklich, dass sich ganze Familien ein Bett teilten, was allerdings noch lange nicht bedeutete, dass ein zusätzlicher Schlafgast gerade in weniger wohlsituierten Haushalten nicht immer noch ein Segen gewesen wäre. Schließlich war jedes bisschen Nestwärme hilfreich.

Spuren dieser alltäglichen Realität fand man bis ins frühe letzte Jahrhundert, etwa in den Sketchen von Laurel und Hardy, die oft im Bett herumblödelten – und vermutlich steckte darin, anders als bei so mancher Männerfreundschaft der Filmgeschichte, kein homoerotischer Subtext. Die Kulisse war eher dem ganz normalen Leben nachempfunden. Auch in dem in Dublin angesiedelten, oscarnominierten Historiendrama *Albert Nobbs* von 2011 – basierend auf einer Kurzgeschichte aus den zwanziger Jahren – wird das Geschlecht einer als Butler arbeitenden Frau enttarnt, als sie sich das Bett mit einem Handwerker auf Durchreise teilen muss.

Die Geschichte des Betts

Was aber ist ein Bett überhaupt? Reichen ein paar Gräser und Felle, als Polsterung auf der Schlafstätte drapiert? Auf diese Art schliefen unsere Vorfahren in der Jungsteinzeit, und somit gäbe es Betten schon eine sehr, sehr lange Zeit. Oder verdient nur ein elaborierteres Modell, mit dem man Abstand zum Boden schafft, diese Bezeichnung? Dann allerdings würde nicht einmal ein Futon als Bett durchgehen. Es ist also gar nicht so einfach. Bettrahmen, die Abstand schafften zu Schmutz und Zugluft, gab es jedenfalls schon in altägyptischen Schlafstätten.

Am Design des Betts hat sich über die Jahrtausende erstaunlich wenig verändert, auch wenn es natürlich dem jeweiligen Klima angepasste, komfortablere und weniger komfortable Varianten gab. Schon im Alten Ägypten war das Bett ein Statussymbol, mit dem man sich in Szene setzte. So war es durchaus üblich, dass man Gäste zu Bette liegend empfing. Das Bett diente, wie auch bei den alten Römern und Griechen, nicht nur als Schlafstätte, sondern auch als Liege bei Tisch. Auch im Schloss des »Sonnenkönigs« Ludwig XIV. – der übrigens insgesamt 413 Betten sein Eigen nannte – empfingen die Damen des Hofes ihre Gäste oft im Bett, zu ganz unterschiedlichen Anlässen und nicht nur, wenn sie krank waren oder gerade ein Kind geboren hatten.

Himmelbetten kamen in den Kreisen der Ranghohen bereits im späten Mittelalter in Mode. Die oft am Bettgestell angebrachten Vorhänge sorgten dafür, dass es im Inneren wärmer war als in den sonst kaum beheizten Häusern. Ein weiteres Mittel der Distinktion waren Decken und Kissen, deren Bezüge mitunter gleich zwei Mal am Tag gewechselt wurden: Tagsüber sollte es hübsch aussehen und nachts bequem sein. Einen derartigen Aufwand konnten natürlich nur jene betreiben, die auch über Dienstpersonal verfügten.

Die Beschaffenheit der Schlafstätte war wichtig für das Sozialprestige. Das Bett diente dazu, sich vor Publikum zu präsentieren – vielleicht weil die Privatheit, die ein eigenes

Bett signalisierte, für die meisten ein unerreichbarer Luxus blieb. Ganz anders als in unserer heutigen Welt, wo das Bett nicht selten im unattraktivsten Zimmer der Wohnung versteckt wird, zwischen Wäschekorb, Computer und Bügelbrett.

Im Londoner Victoria and Albert Museum kann man das so genannte Große Bett von Ware bestaunen. Gebaut wurde es 1580 von einem Tischler namens Jonas Fosbrooke – ursprünglich zwar für die königliche Familie, doch bald landete es in einem Gasthof im Städtchen Ware in der englischen Grafschaft Hertfordshire. Das Bett wurde schnell über die Grenzen von Ware hinaus berühmt. Der lokalen Folklore zufolge spukte der Geist des Erbauers umher, wenn die Menschen, die darin schliefen, nicht königlicher Abstammung waren. Das hielt die Schlafgäste aber nicht davon ab, ihre Namen in das Gestell einzugravieren. Auch in der Literatur fand das Bett Erwähnung, unter anderem in William Shakespeares Komödie *Was ihr wollt*. Obwohl es über drei Meter breit ist, scheint es doch wenig luxuriös, dass darin vier Paare gleichzeitig übernachten sollten. Vielleicht ist der Spuk, der das Bett umgibt, auch so zu erklären, dass man in der Nacht dauernd ein fremdes Knie in den Rippen spürte. Nichtsdestotrotz: Auch das »Große Bett von Ware«, genutzt als Schlafstätte für acht Personen, zeugt davon, dass es lange als normal galt, sich ein Bett mit anderen zu teilen.

Wer sich mit wem bettet

Während sich das Design des Betts im Verlauf der Zeit nicht wesentlich verändert hat und heute an vielen Orten der Welt ähnlich aussieht, haben sich die Konstellationen im Schlafgemach recht unterschiedlich entwickelt. So ist die ungeteilte Nachtruhe längst nicht in jeder Ecke der Welt angekommen.

Unterschiede bestehen zum Beispiel darin, ab welchem Alter Kinder getrennt von Mutter und Vater schlafen. Bei diesem unter Eltern immer wieder kontrovers diskutierten Thema wird einerseits gerne die Evolutionsgeschichte bemüht, um zu belegen, dass es natürlich ist, wenn kleine Kinder nachts in der Nähe ihrer Eltern sein wollen. Die Gegner des »Co-Sleeping« sehen in einem gemeinsamen Bett dagegen ein Hindernis bei der Entwicklung zu mehr Selbstständigkeit – oder gar ein Sicherheitsrisiko für das Kind.

Es scheint hierzulande bei allen Meinungsverschiedenheiten Konsens zu sein, nur ganz junge Kinder im Schlafzimmer der Eltern unterzubringen. Zumindest wird das nach außen so vermittelt. Wahrscheinlich gibt es viel mehr Eltern, die ihre Kinder auch jenseits des Säuglingsalters im Schlafzimmer behalten, darüber aber nicht reden, weil Co-Sleeping zwar dem nächtlichen Frieden zuträglich sein mag, bei uns aber eben umstritten ist.

Die USA – und vermutlich auch andere ähnlich multikulturelle Gesellschaften – sind diesbezüglich ein ergiebiges Forschungsfeld. Hier treffen ganz unterschiedliche Schlaftraditionen aufeinander, die zum Teil über Generationen hinweg erhalten bleiben. So teilen sich sowohl Afroamerikaner als auch mexikanischstämmige US-Bürger weit länger das Schlafzimmer mit ihren Kindern als der Bevölkerungsdurchschnitt. Und auch in Asien hält sich das Co-Sleeping – nicht nur in den Entwicklungsländern, wo sowieso mitunter die ganze Familie in einem Zimmer lebt, sondern auch in Japan oder Hongkong. Während sich in Europa die Einstellung zum Co-Sleeping bereits im 19. Jahrhundert wandelte und Eltern angehalten wurden, ihre Kinder allein schlafen zu lassen, blieb der japanische Nachwuchs noch in der Nachkriegszeit bis in die Pubertät im gemeinsamen Schlafzimmer. Bis heute teilen sich Eltern und Kinder einen Raum, mindestens bis die Kinder in die Schule kommen.

Das klingt nach einer massiven Einschränkung persönlicher Freiräume, vor allem für die Eltern. Interessanterweise haben japanische Kinder dadurch aber mehr Übung darin, ihre Schlafmuster nach ihren eigenen Bedürfnissen zu gestalten, nicht zuletzt, weil der Raum, in dem geschlafen wird, tagsüber eine andere Funktion hat. Erst abends, wenn der Futon ausgerollt wird, wird er zum Schlafzimmer. So schlafen japanische Kinder ein, wenn sie müde sind und während ihre Eltern noch ihrer abendlichen Routine nachgehen. Wie sich bald ausführlicher zeigen wird, bleibt Asiaten eine schon in frühen Jahren erlernte Fähigkeit bis in das Erwachsenenalter erhalten: wegnicken, wenn um sie herum das Leben tobt – oder zumindest plätschert.

Vielleicht liegt genau darin ein Grund dafür, dass wir uns hierzulande doch eher schwertun mit dem Schlaf.

Schon im Kindesalter lernen wir, dass wir zur Bettgehzeit allein in ein dunkles Zimmer müssen, während die anderen sich weiter vergnügen. Kein Wunder, dass wir auch im Erwachsenenalter immer noch häufig glauben, etwas zu verpassen, und deshalb an unserem Stuhl festkleben, obwohl uns schon die Augen zufallen.

Ein populärer, über Jahrzehnte immer wieder aufgelegter Elternratgeber, das *Glaxo Baby Book* aus den zwanziger Jahren, brachte die westliche Sicht auf den Kinderschlaf übrigens wunderbar absurd und unpädagogisch auf den Punkt: »The place where baby most likes to sleep is where he must not be.« (*Wo das Baby am liebsten schlafen möchte, darf es nicht sein.*)

Schlafen wie ein Asiate

Vor einigen Jahren war ich unterwegs auf der indonesischen Insel Sulawesi. Und weil es dort bisweilen erstaunlich bürokratisch zugeht, brauchte ich für meinen Rückflug nach Jakarta, die Hauptstadt Indonesiens, nicht nur meine Bordkarte, sondern auch einen Transit-Stempel. Den musste ich mir an einem Schalter abholen. Nur war der an diesem Provinzflughafen nicht besetzt. Also trieb ich mich ein bisschen in den angrenzenden Läden herum. Zehn Minuten später versuchte ich noch einmal mein Glück, so langsam musste der Stempler ja aus der vermuteten Pinkelpause zurück sein. Doch keine Spur von ihm. Ich vertrieb mir weiter die Zeit, plötzlich kam der Aufruf zum Boarding. Also bewegte ich mich erneut auf den

Schalter zu, in der Hoffnung, dass ich bemerkt und jemand zu mir geschickt würde.

Als ich vor dem Schalter stand, tauchten vier verwuschelte Köpfe auf. Der Counter war sehr wohl besetzt. Doch alle Angestellten hatten schön abgeschirmt hinter ihren Pulten gelegen, die Köpfe auf der Tischplatte – und keinem war es peinlich: Sie grinsten mich breit an. Einer stempelte wichtigtuerisch auf meiner Bordkarte herum, die anderen drei taten erst gar nicht so, als ginge sie das etwas an: Sie legten sich gleich wieder hin. Meine Anwesenheit war ihnen egal, sie wollten in diesem Moment einfach lieber Mittagsschlaf halten. Ich war schließlich versorgt. Es dauerte keine Minute – ich musste die Szene einfach weiter fasziniert beobachten, während ich fürs Boarding anstand –, da hatte auch der Vierte wieder den Kopf auf den Tisch gelegt.

Ein vergleichbar selbstverständlicher Umgang mit der eigenen Müdigkeit wäre für die Angestellten an einem europäischen oder nordamerikanischen Flughafen wohl undenkbar. Doch schon bei einer meiner nächsten Reisen nach Asien sollte ich am eigenen Leib erfahren, wie es ist, sich dem Schlaf einfach zu überlassen, ohne sich um die Umstände groß zu scheren.

Myanmar ist ein schönes Fleckchen Erde und neuerdings zudem eine boomende Touristendestination – vielleicht deshalb, weil vom technischen Fortschritt bisher wenig in dem südostasiatischen Land angekommen ist und man dort in eine verlorene Vergangenheit eintaucht. Für das Umherreisen bedeutet dieses Eintauchen in die technologische Steinzeit: Man sitzt viele Stunden in schrottreifen Bussen, die in weiter entwickelten Teilen der Welt vor langem ausrangiert worden wären, hier aber durchaus noch ein paar Jahre oder Jahrzehnte ihren Dienst tun. Damit ist man auf oft nur halb asphaltierten Straßen unterwegs, in einem Tempo, das man auch mit dem Fahrrad schaffen würde – zumindest wenn es weniger heiß wäre. Und weil aufgrund der politischen Verhältnisse Touristen nur auf bestimmten Straßen unterwegs sein dürfen, führt der Weg von einem Ort in den nächsten, selbst wenn sie nur hundert Kilometer auseinanderliegen, oft über die ehemalige Hauptstadt Yangon. So verbringe ich während meiner Reise viel, sehr viel Zeit in Bussen, die nie klimatisiert sind und nur selten über Stoßdämpfer verfügen.

Dabei gucke ich immer neidisch auf meine Sitznachbarn. Die schlafen nämlich. Allesamt. Das können die Burmesen: wegnicken, sobald sie ihren Platz eingenommen haben. Sich auf ihren Habseligkeiten breitmachen und die Augen schließen. Und die schlafen wirklich, mit offenem Mund und dem ganzen Programm. Auf Gepäckstücken und zwischen Reissäcken machen sie es sich bequem und ratzen sofort weg, während ich überlege, wie ich die nächsten zwölf Stunden überstehe. Was wirklich nicht leicht ist: Der Motor übertönt jeden Song aus dem MP3-Player, zum Lesen ist es zu wackelig, Unterhaltungen scheitern meist an den Sprachkenntnissen. Und selbst wenn man jemanden treffen würde, der Englisch spricht: Er würde wahrscheinlich lieber schlafen. So wie ich auch, wenn ich nur könnte. Ich frage mich: Wie machen das die Burmesen, und das trotz solch widriger Umstände?

Kein Wunder, dass ich mich nach diesen Torturen zum Abschluss meiner Reise nicht mehr vom Fleck bewegen möchte und mich in einer Strandhütte einmiete. Nach einer Woche, die ich im Wesentlichen mit Essen, Lesen und Schlafen verbracht habe (ausgeruhter war ich selten), steige ich in den Nachtbus nach Yangon. Der Fahrer erklärt, dass er einen Umweg fahren muss, weil auf der Stammstrecke eine Brücke weggespült wurde. Na super, denke ich, mindestens zehn statt der versprochenen sieben Stunden in diesem Höllengefährt. Nicht einmal ansatzweise gepolstert sind die Sitze, heute sitzen wir tatsächlich auf Holzpritschen.

Doch ich komme gar nicht dazu, mir weiter leidzutun. Plötzlich ist es Morgen, und wir sind in den Außenbezirken von Yangon. Ich habe neun Stunden auf einer Holzbank geschlafen. Und das, obwohl ich zuhause auch im vergleichsweise luxuriösen ICE kein Auge zukriege. Wie konnte es dazu kommen? Hat mir jemand K.-o.-Tropfen ins Wasser getan? Eher unwahrscheinlich. Ich fühle mich gut, und gar nicht k. o. Vor mir liegt ein ausgeschlafener Tag.

Eine Freundin, der ich später von dieser Begebenheit erzähle, fühlt sich an ein Phänomen erinnert, das sie von ihrem Baby kennt und als Fluchtschlaf bezeichnet. (Was aber kein etablierter Begriff ist: Fluchtschlaf scheint, wenn man das Internet befragt, zu den Dingen zu gehören, unter denen jeder etwas anderes versteht.) Immer wenn sie mit dem Säugling in ein volles Café geht – also in eine für ihn anstrengende Situation –, schläft er sofort ein.

Ich dagegen habe eine andere Theorie: Ich habe geschlafen, wie in Burma eben geschlafen wird. Nach vier Wochen in Südostasien hatte ich mich an die Verhältnisse angepasst – und vielleicht dabei Hemmungen abgelegt, von denen ich gar nicht wusste, dass ich sie habe.

Glückliches Asien?

Über das Schlafverhalten der Chinesen freut man sich hierzulande gerne. Auf Nachrichtenportalen gibt es Fotostrecken von Menschen, die unter freiem Himmel schlafen, auf Verkehrsmitteln oder Gemüsebergen, die sie eigentlich verkaufen wollen – oder in den Betten einer Ikea-Filiale. Fotos, die diese Situation abbilden, gab es etwa im Juli 2014 im *Spiegel* zu sehen, versehen mit dem Hinweis, dass der Fotograf sich nicht besonders hatte anstrengen müssen, die Bilder seien an nur einem Vormittag entstanden.

Aus dem Fotoblog »Sleeping Chinese« von Bernd Hagemann ist sogar ein ganzes Buch entstanden. Ausgangsidee der Fotoserie war, dass der in Shanghai lebende Deutsche dem ängstlichen Blick des Westens auf China, die Boom-Nation und erwachende Supermacht, etwas entgegensetzen wollte: unschuldig Schlafende, auf Steinmauern und unter parkenden Lkws.

Dass die Menschen ein vergleichsweise unkompliziertes Verhältnis zum Schlaf haben und ihn sich schamfrei holen, wenn sie ihn brauchen, scheint ein gesamtasiatisches Phänomen zu sein, nicht nur in Entwicklungsländern, in denen der Alltag vielleicht noch nicht so durchökonomisiert ist wie in den Industriestaaten der Welt. Auch im hoch technisierten Japan wird gerne und vergleichsweise ungehemmt in der Öffentlichkeit geschlafen.

Leiden die Menschen unter einem so erheblichen Schlafdefizit, dass sie überall einschlafen? Oder gehen sie nur entspannter mit diesem Bedürfnis um – vielleicht weil sie es, wie eben ausgeführt, schon im Kindesalter gelernt haben? Spontanes Einschlafen kann, wie in Kapitel 1 bereits erläutert, beides bedeuten. Und tatsächlich ist es gerade im Fall von Japan wohl ein Zusammenspiel verschiedener Faktoren.

Dass Nickerchen eine Tradition im japanischen Alltag und nicht nur ein Produkt der modernen Arbeitswelt sind, die etwa Berufspendler zwingt, auf dem Weg zur Arbeit Schlaf nachzuholen, zeigen beispielsweise historische Bilder von Samurai, die vor sich hindösen. Samurai gelten sogar als Erfinder des »Inemuri«, des »Anwesenheitsschlafs«, einer Praxis, über die die in Cambridge lehrende Japanologin Brigitte Steger ausführlich berichtet hat. Man schläft, während man eigentlich etwas anderes macht, zum Beispiel an einer Sitzung teilnimmt.

Und doch ist die Fähigkeit vieler, immer und überall einzuschlafen, sicher auch Ausdruck einer Überforderung vom harten Arbeitsalltag. Immerhin ist Japan nicht nur ein Paradies für »Power-Napper«, sondern auch das Land des »Karōshi«, des Tods durch Überarbeiten. Obwohl der Inemuri also ohne Zweifel auch Symptom einer allgemeinen enormen Belastung ist, die man sich nicht für den eigenen Alltag wünscht, darf man sich davon trotzdem überzeugen lassen. Der Wunsch nach temporärem Rückzug muss keine Tabuverletzung sein. Warum sollte man einer Müdigkeitsattacke nicht nachgeben dürfen?

Wünschenswert wäre allerdings, den Inemuri zu demokratisieren, bevor wir vergleichbare Nickerchen-Optionen in unseren Alltag importieren. Das öffentliche Schlafen, zumindest am Arbeitsplatz, unterliegt in Japan nämlich einer hierarchischen Ordnung. Je höher der soziale Status des Schläfers, umso weniger peinlich ist für ihn, sich gehen zu lassen. Das Wegnicken gilt als Indiz dafür, dass jemand besonders hart gearbeitet hat. Interessanterweise ist es hierzulande genau umgekehrt: Unter so genannten Leistungsträgern haben Momente der Müdigkeit einen noch schlechteren Ruf als beim Rest der Bevölkerung. Es gehört bei Bankern und Politikern wohl zur Jobbeschreibung, Schlafmangel billigend in Kauf zu nehmen – doch dazu später mehr.

Feiern wie ein Wikinger

Ganz anders als die Asiaten und aus meiner Sicht doch ähnlich schräg: der Schlaf im ganz hohen Norden. Meine Erfahrungen dazu habe ich im nördlichen Norwegen gemacht, doch vermutlich kann man Ähnliches überall erleben, wo die Sommertage so endlos sind wie die Winternächte – nämlich 24 Stunden lang. Im ewigen Winter scheinen die Menschen tatsächlich das zu tun, wozu der menschliche Körper eigentlich nicht in der Lage ist: Winterschlaf halten. Oder zumindest etwas, das dem nahekommt.

Im Sommer 2013 war ich zum Træna-Festival auf der gleichnamigen norwegischen Inselgruppe eingeladen. Das Wetter war zwar schlecht wie in den letzten zehn Jahren nicht, aber hell war es natürlich Anfang Juli am Polarkreis trotzdem, und zwar die ganze Zeit. Kurz sank die Sonne, wenn sie sich mal sehen ließ, Richtung Horizont, um dann gleich wieder aufzusteigen. Und obwohl das Musikprogramm in einem recht normalen Zeitfenster stattfand und um Mitternacht vorbei war (anders als bei manchem Festival in unseren Breitengraden, wo die so genannte »Afterhour« inzwischen fest etabliert ist), schien keiner der einheimischen Zuschauer im Laufe dieser vier Tage auch nur eine halbe Nacht zu schlafen. Man traf sie zu allen möglichen Tages- und Nachtzeiten in verschiedenen Stadien der Trunkenheit an. Sich einfach mal hinzulegen, schien nie auf dem Plan zu stehen.

Während der Überfahrt auf die Insel hatte sich eine eigentlich ganz brav wirkende junge Frau mit den Worten aus unserem Gespräch zurückgezogen, sie müsse ein bisschen vorschlafen. Schließlich gelte es, nun tagelang wach zu bleiben und dabei sehr viel zu trinken. Ihre Begleitung hatte offensichtlich bereits vorgeschlafen und setzte zu einem Vortrag darüber an, dass ein Nordnorweger im Hochsommer fast nie schlafe. Das ewige Licht sei viel zu toll und die Partys endeten nie. Es ist hier so oft dunkel, erzählte er, da sind die Sonnenstunden zu wertvoll, um sie zu verschlafen. Im ewig dunklen Winter liege er dafür manchmal 14 oder sogar 16 Stunden am Tag im Bett. Das klang erstaunlich, hatte dieser junge Mann doch einen Job bei der Armee. Sein freiberuflich arbeitender Kumpel erzählte, dass er im Winter eigentlich gar kein festes Schlafmuster habe. Er schlafe ein, wenn er müde sei, und stehe wieder auf, sobald er ausgeschlafen habe.

In solchen Behauptungen steckt sicher viel Übertreibung. Und Ausführungen über das Schlafverhalten von Polarkreisbewohnern sollten nicht die einzige Gelegenheit bleiben, bei der die Einheimischen den Weicheigästen aus südlicheren Gefilden zeigen wollten, was ein echter Wikinger ist. Doch tatsächlich schienen es die Nordnorweger zumindest normal zu finden, tagelang auf den Beinen zu sein. Sie wurden einfach nicht müde. Aufputschende Drogen waren, anders als auf vielen hiesigen Festivals, kein Thema; sie wären auf dieser abgelegenen Insel sowieso nicht zu beschaffen gewesen. Das ewige Licht war den Besuchern offenbar Energiespender genug.

Mir half das nur bedingt: Ich merkte zwar, dass das Licht mich irgendwie anknipste, aber trotzdem sehnte ich mich – es mag an der in alle Klamotten kriechenden klammen Kälte gelegen haben – zu meiner gewohnten Schlafenszeit ins Bett. Die Einheimischen verstanden das nicht, sie waren auch unter dem Regenponcho im Partymodus. Ich schlich mich gegen zwei Uhr nachts in die Schlafbuchte, die uns die Arbeiter der Fischfabrik für die Dauer des Festivals geliehen hatten. Das Licht, das gnadenlos durch die Vorhänge drang, hielt ich mit einer Schlafbrille davon ab, mein Gehirn zu verwirren. Richtig erholsam war das aber auch nicht. Jeden Vormittag, wenn ich wieder aufwachte, fühlte ich mich etwas neben der Spur, als sei ich plötzlich in einem anderen Teil der Erde und aufgrund meines Jetlags kurz weggenickt.

Doch vor der Tür tobte ja immer noch das Festival, und ich musste nur rausgehen und mich von den nimmermüden Norwegern mitreißen lassen. Die hatten offensichtlich nicht übertrieben, als sie mir auf der Überfahrt ihre Pläne erläutert hatten. Für ein paar Tage funktionierte das, aber nach diesem Abstecher an den Polarkreis musste ich feststellen: Ewiges Licht ist auf Dauer genauso unattraktiv wie ich mir die endlosen Winternächte vorstelle.

Die Welt des Schlafes ist bunt

Beispiele wie das norwegische Festival zeigen: Wir alle brauchen Schlaf, doch wie wir schlafen, ist unterschiedlich und von unserer Umwelt abhängig: vom Klima, von den Lichtverhältnissen, aber auch davon, welches Image der Schlaf in unserer Kultur hat. Erstaunlich, dass Anthropologen und Ethnologen das Thema bisher sträflich vernachlässigt haben. Schließlich ist der Schlaf eine echte Fundgrube hinsichtlich kultureller Unterschiede und Konstanten. Wir verbringen so viel Zeit damit, zu schlafen, dass wir dies kaum als nebensächlich abtun können.

Eine der wenigen Anthropologinnen, die zum Schlaf geforscht hat, ist die mittlerweile emeritierte US-Amerikanerin Carol M. Worthman. Sie untersuchte unter anderem die Schlafgewohnheiten indigener Völker, etwa bei der Ethnie der Temiar in Malaysia, einem der ältesten Völker der Region. Dort, so Worthmans Schätzung, machen zu jedem Zeitpunkt der Nacht etwa 25 Prozent der Menschen etwas anderes, als zu schlafen. Schließlich braucht kein gesunder Erwachsener die zwölf Stunden Schlaf, die die Nacht in Äquatornähe dauert.

Worthmans Untersuchung zeigt, dass die Temiar in mehreren Etappen schlafen: biphasisch, wenn nicht sogar polyphasisch, also mit einer oder mehreren Unterbrechungen des nächtlichen Schlafes – ein Phänomen, das (wie sich später noch zeigen wird) unserem biologischen Bauplan vielleicht sogar eher entspricht als unser »Am-Stück-Schlafen«. Fluide Schlafzeiten lassen zudem Raum für nächtliche Kontemplation. Die spielt bei den malaysischen Temiar eine besondere Rolle: Das so genannte luzide Träumen, auch Klarträumen genannt, bei dem man sich im Schlaf darüber bewusst wird, dass man träumt, und aktiv auf die Handlung einwirken kann, ist ein zentrales Element ihrer Kultur.

Worthman hat auch die Schlafgewohnheiten in Kairo untersucht. Dafür wurden die Bewohner verschiedener Haushalte mit Stirnbändern ausgestattet. Die daran befestigten Sensoren zeichneten sowohl Bewegungszeiten als auch Schlafphasen auf. Das Ergebnis: Im Durchschnitt schliefen die Teilnehmer des Experiments nachts sechs und am Tag zwei Stunden. So weit, so unspektakulär, schließlich gibt es in Ägypten, wie auch in anderen Ländern rund um das Mittelmeer, eine Siesta-Tradition.

Ein bemerkenswerter Unterschied zu unseren Schlafgewohnheiten: Ohrenbetäubender Straßenlärm scheint den Schläfer nicht zu stören, genauso wenig wie die Anwesenheit eines wachen Familienmitglieds im selben Zimmer. Das wiederum scheint eine These der Japanologin Brigitte Steger zu bestätigen: Je toleranter eine Kultur gegenüber dem Tagesschlaf ist, desto toleranter ist sie auch gegenüber Störungen der Nachtruhe. So ist ein nächtliches Hupkonzert auf den Straßen von Kairo für einen Ägypter vielleicht nicht ganz so unerträglich, wie es für einen Menschen hierzulande wäre, da der aus dem Schlaf Gerissene im ersten Fall weiß, dass er seinen Schlaf demnächst nachholen kann.

Individualisierte und institutionalisierte Nickerchen

Jede Nacht sechs bis neun Stunden durchzuschlafen, ist also nur eine von vielen Möglichkeiten, auf sein Pensum zu kommen: Zwischendurchschläfchen gehören vielerorts zum Alltag. Das können individuelle Momente des Rückzugs sein, wie man sie zum Beispiel in Asien beobachtet, oder auch »gesellschaftlich geförderte« Nickerchen, etwa durch entsprechende Arbeitszeiten, wie in der Siesta-Kultur der Mittelmeerländer. Übrigens hat die sich nicht nur dort durchgesetzt, wo die Mittagshitze das öffentliche Leben lahmlegt: Von den Spaniern wurde die Siesta-Kultur sogar bis ins kalte Patagonien exportiert.

Doch inzwischen ist die Siesta mehr Klischee als gelebte Realität – und zudem eine mal sehnsuchtsvolle, mal abwertende Projektion des protestantischen Nordens auf den katholischen Süden Europas. Mal wird dem von einer langen Mittagspause unterbrochenen Arbeitstag die Schuld an der schlechten ökonomischen Lage in den südeuropäischen Ländern gegeben, dann wieder wird die damit einhergehende Lebensart bewundert.

Auf den Punkt gebracht – und nebenbei ein bisschen kindisch zugespitzt – hat diesen Konflikt der italienische Philosoph Giorgio Agamben. Der sah die Eurokrise missbraucht, da in der Konsequenz Südeuropäer dazu gezwungen werden sollten, »wie ein Deutscher zu leben«, und forderte die Rettung der südländischen Lebensart. Damit war vermutlich auch der Streit um die Siesta gemeint. Die wurde etwa in Spanien im Herbst 2012 offiziell abgeschafft, nachdem eine EU-Kommission eine Neustrukturierung der Arbeitszeiten empfohlen hatte, mit kürzeren Mittagspausen und effektiveren Arbeitstagen, die zeitlich auf die anderen EU-Länder abgestimmt sind.

So wohltuend ein regelmäßiger Mittagsschlaf sein kann und so angenehm es ist, wenn man sich dieses Zeitfenster nicht selbst schaffen muss, sondern es institutionell »angeboten« wird: Es gibt gute Gründe gegen die Siesta – auch jenseits des EU-Diktats und des »Faulheits«-Diskurses, der Agamben ein »Empire Latin« als Bollwerk gegen den Norden beschwören ließ. Schließlich ist die institutionalisierte Siesta ein Relikt aus einer Zeit, als die Menschen nah an ihrer Arbeitsstelle wohnten. Für den Ladenbesitzer in Süditalien, der sein Geschäft in den heißesten Mittagsstunden schließt und für ein entspanntes Essen und anschließendes Nickerchen nur um zwei Straßenecken gehen muss, ist eine längere Pause nach wie vor wohl eine gute Sache – und natürlich erst recht für jemanden, der sonst in der Hitze unter freiem Himmel arbeiten müsste. Für den madrilenischen Pendler, der in klimatisierten Räumen arbeitet und in seiner Mittagspause so lange im Stau steht, wie er dann zuhause sein kann, sieht es aber schon anders aus. Zumal er bei einer kürzeren Pause auch früher in den Feierabend könnte.

Unserem Schlafbedürfnis ist also nicht gedient, wenn es zum Anknüpfungspunkt eines Kulturkampfes wird. Trotzdem gilt: Wir werden nur schwer mit unserem kollektiven Schlafmangel umgehen können, solange dieser als reines Privatproblem betrachtet wird, das mit der Arbeitswelt nichts zu tun hat.

Ist Schlaf die Währung, mit der wir für unseren Wohlstand bezahlen?

Brigitte Steger wirft in ihren Betrachtungen zum Inemuri-Schlaf die Frage auf, ob die ökonomische Stärke eines Landes im Zusammenhang mit einem allgemeinen Schlafdefizit steht. Tatsächlich legt die Datenlage eine Verbindung nahe: Die wirtschaftlich am weitesten entwickelten Länder verfügen nicht nur über einen entsprechenden Wohlstand, sondern die Menschen dort kämpfen auch mit wenig oder schlechtem Schlaf.

Allerdings sind auch Entwicklungsländer keine Inseln der glückselig Schlafenden. Prekäre Lebensverhältnisse und lange Anfahrtswege zur Arbeit – ein weit verbreitetes Problem in Schwellenländern mit schwacher Infrastruktur – sind regelmäßigen Auszeiten sicher nicht zuträglich. Zumal das Smartphone, dank seines hellen Displays ein nicht zu unterschätzender Schlafkiller, auch in den in technischer Hinsicht ansonsten wenig fortschrittlichen Ecken der Welt bereits angekommen ist.

Forscher unter der Leitung von Saverio Stranges an der Universität von Warwick haben das Schlafverhalten in acht Ländern in Asien und Afrika untersucht und sind zu dem Ergebnis gekommen, dass eine »globale Epidemie der Schlaflosigkeit« droht, von der allein in den Entwicklungsländern 150 Millionen Menschen betroffen sind. Demnach hat das Schlafgefälle zwischen der industrialisierten Welt und den Entwicklungsländern abgenommen, seit etwa Brigitte Steger ihre Daten aus Japan interpretierte. Auf Grundlage der erhobenen Zahlen befürchten die Wissenschaftler nicht zuletzt einen weltweiten dramatischen Anstieg von Stoffwechselerkrankungen. Wie sich dieses globale Schlafentzugsexperiment darüber hinaus auswirken wird, kann wohl noch niemand richtig überblicken.

Stranges' Studie zufolge haben zum Beispiel mehr als ein Drittel der Frauen und ein gutes Viertel der Männer in Vietnam Schlafprobleme. Das ist fast gravierender als die Situation in entwickelten Ländern. In afrikanischen Staaten wie Tansania, Kenia und Ghana haben immerhin knapp 12 Prozent der Bevölkerung mit schlechtem Schlaf zu kämpfen – und das in ländlichen Gegenden, wo die Daten erhoben wurden. Man darf davon ausgehen, dass die Situation in den Städten noch gravierender ist.

Vermutlich wäre das weltweite Defizit noch größer, wenn Schlafmuster nicht mancherorts derart flexibel wären. Einer Untersuchung der Organisation für wirtschaftliche Zusammenarbeit und Entwicklung (OECD) aus dem Jahr 2009 zufolge schneiden Japaner und Koreaner, was ihr tägliches Schlafpensum betrifft, trotz ihrer Nickerchen-Kultur im globalen Vergleich am schlechtesten ab.

Man schläft in Japan durchschnittlich sieben Stunden 14 Minuten, in Korea immerhin 26 Minuten länger. Zum Vergleich: In China gönnt man sich etwa neun Stunden. Alle drei Länder verbindet zwar eine lockere Einstellung zum Zwischendurchschlafen, doch das allein sorgt offenbar nicht für eine ausgeruhte Bevölkerung.

Übrigens bekommen laut OECD-Studie auch die Norweger zu wenig Schlaf. Sie folgen Japan und Korea auf dem dritten Platz. Vielleicht sind die dunklen Wintermonate doch nicht lang genug, um die durchgefeierten Sommernächte auszugleichen. Am Druck in der Arbeitswelt kann es im wohlhabenden Norwegen jedenfalls kaum liegen, sind doch die Menschen dort sozial gut abgesichert, weshalb ihnen die Sorge um ihre Existenz vermutlich nicht so häufig den Schlaf raubt.

Deutschland und die USA sind im recht unausgeschlafenen Mittelfeld zu finden. Im europäischen Vergleich schneidet Frankreich am besten ab (wo man derselben OECD-Studie zufolge übrigens auch die meiste Zeit mit Essen verbringt). Trotzdem entdeckte der damalige französische Gesundheitsminister Xavier Bertrand im Jahr 2007 Schlafstörungen und Schlafmangel als vernachlässigtes Stiefkind der Gesundheitspolitik. Mit einer sieben Millionen Euro schweren Studie sollten Unternehmen die Wirksamkeit eines kurzen Mittagsschlafs in Form einer zusätzlichen Pause für ihre Mitarbeiter testen – ein Projekt, für das Bertrand, dessen Amtszeit im gleichen Jahr endete, milden Spott in der internationalen Presse erntete, gelten die Arbeitszeiten der Franzosen doch sowieso als arbeitnehmerfreundlich. Interessant ist, dass es Bertrands Vorstoß sogar in die US-amerikanischen Nachrichten schaffte, wo gesundheitspolitische Maßnahmen anderer Länder sonst nur in Krisenfällen Thema sind. Will die Politik den Menschen zu mehr Schlaf verhelfen, so zeigt das Beispiel Bertrands, ist das Erstaunen mitunter groß.

Schenkt man einer anderen Erhebung über internationale Schlafgewohnheiten Glauben, durchgeführt von der US-amerikanischen Non-Profit-Organisation National Sleep Foundation, sind die Japaner mit durchschnittlich sechs Stunden 22 Minuten noch »unterschlafener«, als von der OECD befürchtet. Den zweiten Platz belegen nach dieser Statistik die US-Amerikaner. Im Nachbarland Mexiko wird nach Einschätzung der National Sleep Foundation am meisten geschlafen, während die Mexikaner bei der OECD-Erhebung im nur halbwegs ausgeschlafenen Mittelfeld landeten.

Derartige Widersprüchlichkeiten verdeutlichen: Solche Untersuchungen geben allenfalls eine ungefähre Richtung vor. Die meisten Statistiken, die sich mit unserem Schlaf beschäftigen, sind schlichtweg unzuverlässig. Schließlich basieren sie auf Selbstauskunft, und in die spielt, wie in Kapitel 1 erläutert, nicht nur der Umstand hinein, dass gute Schläfer ihr Schlafpensum oft überschätzen, während schlechte Schläfer es unterschätzen. Selbstauskünfte werden auch durch das Image des Schlafes in der jeweiligen Lebenswelt verfälscht. Wer in einer Kultur lebt, in der man stolz auf seinen guten Schlaf sein darf, steht vielleicht eher zu seinem tatsächlichen Schlafverhalten als jemand, der Teil einer Gesellschaft ist, in der viel Schlaf als Faulenzerei gilt.

Durchschlafen oder nicht

In vielen Ländern sind kurze und auch längere Nickerchen Teil des täglichen Lebens und in manch beneidenswerter Ecke dieser Welt sogar ganz selbstverständlich in das Arbeitsleben integriert. Nicht überall schläft man monophasisch: Seinen Schlafbedarf in Etappen »abzuarbeiten«, ist in vielen Kulturen gängige Praxis. Ist das nur eine Anpassung an Klima und Lebensstil oder schon in unserem genetischen Bauplan vorgesehen?

Es gibt gute Gründe, Letzteres anzunehmen. Denn nicht nur Siesta-Freunde teilen ihr Schlafpensum gerne in zwei Etappen auf. Auch unsere Vorfahren schliefen bis in vorindustrielle Zeiten hinein biphasisch – und das, obwohl zumindest in der grauen Theorie bereits die Steinzeitmenschen zu monophasischen Nachtschläfern geworden waren. Historische Texte sowie Experimente aus der jüngeren Vergangenheit legen nahe: Der menschliche Schlaf findet oft in zwei Blöcken statt, wenn entsprechende Rahmenbedingungen gegeben sind, etwa wenn die Nacht deutlich länger ist, als wir schlafen müssen.

Das allerdings hatte unser kollektives Gedächtnis ziemlich lange vergessen. Die Erforschung nächtlicher Lebenswelten war in den Geschichtswissenschaften lange ein ebenso vernachlässigtes Thema wie der Schlaf in der Biologie. Ein Historiker, der sich daran machte, dies zu ändern, und mit seinen Forschungsergebnissen weit über sein Feld hinaus wirkte, war A. Roger Ekirch. In den achtziger und neunziger Jahren bereiste er die Welt, kämpfte sich durch Archive, studierte Mikrofilme und die Kulturgeschichte der Nacht. Nachlesen kann man seine Erkenntnisse in dem schönen Wissenschaftsschmöker *In der Stunde der Nacht: Eine Geschichte der Dunkelheit*. Ekirch interessierte, was unsere Vorfahren über die dunklen Stunden dachten und wovor sie Angst hatten, bevor die Nacht durch die Erfindung der Glühbirne langsam zum Tag gemacht wurde. Und er wollte eben auch wissen, wie die Menschen genau schliefen und was sie machten, wenn sie nicht schliefen. Es war genau dieser Aspekt, der auf großes Interesse in einem ganz anderen Bereich stieß, nämlich in der Schlafforschung.

2001 hatte Ekirch nach 16 Jahren Recherche eine erste Abhandlung zum Thema veröffentlicht. Was er über das Schlafverhalten unserer Vorfahren berichtete, wies seltsame Parallelen zu einem Experiment auf, dass der US-amerikanische Psychiater Thomas Wehr in den frühen neunziger Jahren mit einer Gruppe von 15 Freiwilligen durchgeführt hatte. Mit der Studie, die den knappen Titel »In short photoperiods, human sleep is biphasic« (*Bei kurzer Tageslänge ist der menschliche Schlaf biphasisch*) trug, erregte Wehr ziemliches Aufsehen.

Einen Monat lang hatte Wehr seine Probanden jeden Nachmittag einbestellt und sie in einer abgeschirmten Umgebung übernachten lassen, in der es 14 Stunden dunkel war, von 18 Uhr bis 8 Uhr morgens. In der ersten Zeit schliefen sie ungefähr elf Stunden pro Nacht – was wohl mit den Schlafschulden zu erklären ist, die sie aus ihrem Alltag mit in diese Versuchssituation gebracht hatten. Kaum hatten sie ihr Defizit ausgeglichen, entwickelten sie ein neues Muster. Dieses ähnelte, so ergaben die von

Ekirch ausgegrabenen historischen Texte, dem unserer Vorfahren im Mittelalter: Die Versuchsteilnehmer fingen an, durchschnittlich acht Stunden pro Nacht zu schlafen – und zwar in zwei Blöcken.

Es dauerte in der Regel ein oder zwei Stunden, bis die frühe Dunkelheit ihre Melatoninproduktion so weit angeregt hatte, dass sie einschliefen, für zunächst vier bis fünf Stunden. Dann waren sie eine oder zwei Stunden wach und schliefen anschließend noch einmal etwa vier Stunden. Wehrs Experiment – und weitere, ähnlich angelegte Versuche, die im Dienste der Schlafforschung unternommen wurden – legt nahe, dass der biphasische Schlaf das Muster ist, zu dem wir zurückkehren, sofern man uns nur lässt.

Licht ist der zentrale Taktgeber für unseren Schlaf-Wach-Rhythmus. Eine erholsame Schlaftiefe wird nur erreicht, wenn der Körper nicht laufend Signale zum Aufwachen erhält – und Licht ist ein starkes Signal. Das allein ist schon ein guter Grund dafür, dass wir nachts schlafen. Offensichtlich aber nicht ganz so selbstverständlich ist, dass wir uns den ganzen Schlaf am Stück holen.

Um Nächte zu erleben, die so lang sind, dass man darin zwei Schlafblöcke unterbringen kann, muss man nicht in den norwegischen Winter oder an den Äquator reisen. Es reicht, sich zu vergegenwärtigen, wie lange unsere Nächte während der Wintermonate wären, wenn wir sie nicht mit elektrischem Licht drastisch verkürzen würden. Bereits im späten Oktober ist es in unseren Breitengraden 14 Stunden am Tag dunkel – also so lange wie in Wehrs Experiment. Und mit zwölf Stunden sind die Nächte selbst in Äquatornähe, also zum Beispiel in Zentralafrika, wo zumindest ein

Teil unseres Genpools herkommt, zu lang für den durchschnittlichen menschlichen Schlafbedarf. Der Mensch hat sich also daran angepasst, dass die Dauer der Nacht sein Schlafbedürfnis häufig übersteigt.

Wehrs Experiment belegt, dass die überschüssigen, vom Schlaf nicht gebrauchten Nachtstunden nicht zu einem Block vor oder nach dem Schlaf zusammengefasst, sondern in die Mitte der Nacht verlegt werden. Das war Ekirch zufolge auch noch im Mittelalter der Fall, obschon den Menschen durchaus ein paar Lichtquellen zur Verfügung standen, mit denen sie sich die Zeit bis zu vorgerückter Stunde hätten vertreiben können.

Doch die mitternächtliche Wachzeit galt offenbar nicht als Zeitverschwendung: Sie war ein durchaus geschätztes Ritual, das man zum Beispiel in der englischsprachigen Welt als »The Watch« kannte. Die Stunde zwischen den Schlafblöcken diente der Kontemplation, dem Nachdenken über Träume oder über den vergangenen oder kommenden Tag. Es wurde gebetet, gelesen und natürlich hatte man auch Sex. Mittelalterliche Mediziner hielten den Zeitpunkt zwischen dem »firste sleep« (so nannte es zum Beispiel Geoffrey Chaucer in seinen *Canterbury Tales*) und dem »second sleep« beziehungsweise »morning sleep« sogar für einen besonders günstigen Zeitpunkt, da dann die Empfängnisbereitschaft besonders hoch sei. Manchmal verließ man aber auch das Bett, etwa um die Nachbarn zu besuchen oder Hausarbeiten zu erledigen.

Unser Schlafbedarf ist zwar individuell unterschiedlich, beträgt jedoch bei den wenigsten gesunden Menschen mehr als neun Stunden. Der in der Literatur immer wieder als extremer Vielschläfer erwähnte Albert Einstein behauptete zwar, regelmäßig zehn Stunden oder länger zu schlafen. Doch damit ist er selbst unter Gerneschläfern einsamer Spitzenreiter. Vielleicht verdanken wir sein wissenschaftliches Überfliegertum ja dem Umstand, dass er bei dieser Schlafdauer hin und wieder eine Stunde wach lag und Zeit zum Nachdenken hatte.

Jeff Warren, Autor des Buchs *The Head Trip: Adventures on the Wheel of Consciousness*, sprach mit zahlreichen Schlafforschern, die den biphasischen Schlaf für ein Muster halten, das sich etabliert, wenn man einfach zu viel Zeit im Bett verbringt. Er wollte herausfinden, ob sich »The Watch« auch bei ihm in entsprechend langen Nächten einstellen und wie er diese Stunde nutzen würde. So zog Warren für etwa drei Wochen in eine Hütte in den kanadischen Wäldern und verbot sich ab 19 Uhr für die Dauer von zwölf Stunden elektrische Lichtquellen.

Zunächst waren die Abende lang und langweilig. Es dauerte auch bei Warren etwa anderthalb Wochen, bis er früher einschlief und sich nächtliche Aufwachphasen in sein Schlafmuster einschlichen – die ihm tatsächlich bis zum Ende des Selbstversuches erhalten blieben. Ein Unterschied zu Wehrs Ergebnissen war, dass der zweite Schlafblock bei Warren oft in mehrere Fragmente zerfiel und er viel Zeit im Halbschlaf verbrachte. Als besonders bemerkenswert erschienen ihm die intensiven Träume, die er verstärkt vor den nächtlichen Schlafunterbrechungen hatte.

Es klingt zunächst widersprüchlich: die in der Schlafmedizin verbreitete Annahme, dass der Mensch ein monophasischer Schläfer sei, und das biphasische Muster, das sich einzustellen scheint, sobald die Nächte lang genug sind. Der Widerspruch ist aber nicht so groß, wie es auf den ersten Blick scheint. Zum einen, weil die Grenzen zwischen Schlaf- und Wachphase auch bei einem biphasischen Modell fließend sein können. Zwischen Kontemplation und Dösen bewegt man sich mitunter auf einem schmalen Grat. Zum anderen sind wir evolutionsbiologisch so gebaut, dass wir nicht immer mit strikter Regelmäßigkeit schlafen müssen, sondern unseren Schlafbedarf flexibel handhaben und uns so eben prinzipiell den Bedingungen anpassen können.

Und ob es nun die geschenkten mitternächtlichen Stunden waren oder einfach der Umstand, dass sie mal richtig ausschliefen: Den Teilnehmern in Wehrs Experiment tat das Schlafen in zwei Blöcken gut. Sie berichteten, sich nie zuvor so wach und luzide gefühlt zu haben. Thomas Wehr selbst vermutet daher, dass »wir modernen Menschen den Zustand wirklicher Wachheit gar nicht kennen«.

Radikale Selbstexperimente

Biphasischer Schlaf scheint unserer natürlichen Disposition mindestens ebenso zu entsprechen wie der Schlaf am Stück. Allerdings werden wir wohl kaum zu dieser Art des Schlafens zurückkehren, schließlich würde ein solches Muster einen Teil unserer hoch geschätzten Freizeit verschlingen. Für viele Menschen mag es aber beruhigend sein zu wissen, dass das nächtliche Aufwachen nicht unbedingt auf einen gestörten Schlaf hinweist. Doch wie verhält es sich mit dem so genannten polyphasischen Schlafmuster, über dessen Sinn und Nutzen eifrig diskutiert wird?

Am Beginn unseres Lebens haben wir alle polyphasisch, also auf mindestens drei, meistens aber mehrere tägliche Einheiten verteilt, geschlafen. Säuglinge schlafen in den ersten Lebenswochen etwa alle vier Stunden ein. Auch im höheren Alter werden die Schlafmuster wieder fragmentierter, nicht zuletzt, weil wenig mobile alte Menschen weniger Licht abbekommen. Abgesehen davon wird eine Schlafpause mitten in der Nacht mit zunehmendem Alter immer wahrscheinlicher, ebenso wie über den Tag verteilte Nickerchen. Das ist normal und führt nicht zwangsläufig zu einem Defizit – zumindest nicht, wenn man nicht aus reiner Gewohnheit im Rentenalter immer noch morgens um sechs Uhr aus dem Bett klettert. Nichtsdestotrotz nehmen die Betroffenen ihre Schlafmuster häufig als gestört wahr – vielleicht nicht zuletzt, weil die pharmazeutische Industrie eine Menge Geld mit der Vorstellung verdient, dass ihr Schlafverhalten eine therapierwürdige Störung aufweist.

Aus einer ganz anderen Richtung kommt die im Internet viel diskutierte Strategie, durch polyphasische Muster seinen Schlafbedarf deutlich zu reduzieren. Der Überlieferung nach waren einige berühmte Menschen polyphasische Schläfer, unter anderem Leonardo da Vinci und Napoleon Bonaparte. Da Vinci etwa arbeitete angeblich, bis er müde war, hielt dann ein kurzes Schläfchen, um anschließend direkt weiterzumachen. Neu ist die Idee also nicht, den Schlafbedarf zu minimieren, indem man den Schlaf in viele zumindest kurzfristig erfrischende Segmente zerteilt. Trotzdem scheint die Gerüchteküche Internet das Interesse an derartigen Selbstversuchen beflügelt zu haben.

Eine in Blogs und Foren häufig thematisierte Schlaftechnik nennt sich »Uberman« – übrigens in Anlehnung an das deutsche Wort »Übermensch«, was einen bereits skeptisch stimmen könnte. Uberman ist wohl die extremste der polyphasischen Techniken. Sie besteht aus Zwanzig-Minuten-Nickerchen, die man sich, einem strikten Rhythmus folgend, alle vier Stunden gönnt. Was eine Umstellung auf das Uberman-Modell verspricht, klingt auf rein rechnerischer Ebene erst einmal ganz attraktiv: Wenn etwa ein Zwanzigjähriger anfinge, drei statt acht Stunden pro Tag zu schlafen, hätte er im Laufe seines Lebens bei einer durchschnittlichen Lebenserwartung über zehn Jahre zusätzliche wache Zeit gewonnen.

Obwohl der REM-Schlaf eigentlich erst am Ende eines etwa neunzig Minuten dauernden Schlafzyklus stattfindet, enthalten die Zwanzig-Minuten-Nickerchen alle vier Stunden sogar eine REM-Phase, was sich wohl dadurch erklären lässt, dass sich diese bei extremem Schlafmangel besonders schnell einstellt. Der REM-Schlaf ist, wie bereits erläutert, für die Konsolidierung von Erlerntem und für die psychische Balance besonders wichtig. Die Träume in der REM-Phase werden von Menschen, die mit dem Uberman-Modell experimentiert haben, als besonders intensiv beschrieben. Doch wo bleibt dabei der für die physische Gesundheit so zentrale Tiefschlaf?

Es scheint keinen seriösen Schlafforscher zu geben, der diese oder eine ähnlich extreme Schlafmethode propagiert, auch wenn zum Beispiel das US-amerikanische Magazin *Psychology Today* unter der Überschrift »Nightly 8-Hour Sleep Isn't a Rule. It's a Myth« (*Der allnächtliche Acht-Stunden-Schlaf ist nicht die Regel, sondern ein Mythos*) seine Leser ermutigte, flexible, auch polyphasische Schlafmodelle auszuprobieren, und das, woran wir in Sachen Schlaf gewöhnt sind, nicht als der Weisheit letzter Schluss anzusehen.

Doch alles, was man bis heute über den Schlaf-Wach-Rhythmus und unsere innere Uhr weiß, widerspricht der Idee, dass man am Schlaf sparen kann, ohne mit langfristigen Folgen rechnen zu müssen. Die Erfahrungsberichte, die sich zu Experimenten mit polyphasischen Schlafmustern im Internet finden, etwa der des Bloggers Steve Pavlina, lassen darauf schließen, dass derartige Selbstversuche auch nach einer Rückkehr zum monophasischen Nachtschlaf weiterwirken. Pavlina berichtete, dass er ein Jahr nach Beendigung des Uberman-Experiments unmittelbar nach dem Einschlafen immer noch besonders intensive Träume hatte. Das hört sich zwar nicht unbedingt problematisch an, aber wer kann schon die möglichen Langzeitfolgen abschätzen? Seine Schlafstörungen kann man sich schließlich auch selbst heranzüchten. Sich an Uberman zu »gewöhnen« dauert übrigens angeblich zwei Wochen. Dass man sich in dieser Zeit wie ein Zombie fühlt, geben sogar die Fans der Methode zu.

Von den physiologischen Aspekten einmal abgesehen: In welchen sozialen Zusammenhängen und Arbeitsstrukturen lassen sich solche Muster überhaupt realisieren? Der rastlose, für seine kreative Umtriebigkeit bekannte Kurator

Hans-Ulrich Obrist, der Schlaf offenbar für verschwendete Lebenszeit hält und dementsprechend eifrig nach Methoden gesucht hat, die Forderungen seines Körpers zu minimieren, lebte tatsächlich ein paar Jahre nach dem Rhythmus von Leonardo da Vinci. Doch auf Dauer war dies nicht kompatibel mit der Arbeitswelt. Daraufhin versuchte Obrist eine Weile, sein Schlafbedürfnis durch massiven Kaffeekonsum einzuschränken, schließlich hatte angeblich schon Honoré de Balzac durch dieses Stimulans zu besonderer Produktivität gefunden. Doch auch davon ist er inzwischen abgerückt. Mittlerweile schläft Obrist, so erzählte er in einem Interview, »ganz normal fünf oder sechs Stunden«.

Allzu lang scheinen auch die leidensfähigsten Schlaffeinde ein solches Programm nicht durchzuhalten. Der US-amerikanische Architekt Richard Buckminster Fuller etwa entwickelte seinerzeit ein eigenes Schlafmuster, um möglichst viel wache Zeit zu erleben: dreißig Minuten Schlaf alle sechs Stunden, also gerade einmal zwei Stunden pro Tag. Doch auch dieser Workaholic konnte seinen Rhythmus nicht länger als zwei Jahre beibehalten.

Sicher ergibt es Sinn, nicht nach starren Mustern zu schlafen, sondern diese möglichst gut an den eigenen Alltag anzupassen. Dass sich Eltern von Säuglingen, die nicht mehr zu ihrem geregelten Nachtschlaf kommen, plötzlich tagsüber mit ihren Kindern hinlegen, auch wenn sie nie zuvor Mittagsschlaf gehalten haben, ist ein Beispiel. Die vielfältigen Kompensationsstrategien von Schichtarbeitern für ihren verlorenen Nachtschlaf ein anderes. Das Uberman-Modell als langfristige Option scheint allerdings in eine ähnliche Kategorie von Hokuspokus zu fallen, in die auch Wunderdiäten oder Entgiftungsgetränke gehören.

Ein Berufsfeld, in dem ganz ernsthaft zu Schlafentzug und polyphasischen Schlafmustern geforscht wird, ist (wenig überraschend) das Militär, und zwar nicht nur in Regimen, die Schlafentzug als Foltermethode einsetzen. (Doch dazu mehr in Kapitel 4.) Schließlich lassen sich mit fragmentierten Schlafmustern und gezielten Power-Naps die Einsatzzeiten von Soldaten verlängern und möglicherweise auch Fehlreaktionen vermeiden, die in kriegerischen Auseinandersetzungen erst recht zur Frage von Leben und Tod werden können.

Polyphasischer Schlaf als Technik, um unter extremen Bedingungen besser zu funktionieren? Für jemanden, der eine Weltumseglung plant, kann es wirklich eine gute Idee sein, sich mit alternativen Schlafrhythmen auseinanderzusetzen. Für das tägliche Leben ist dies aber wohl nicht das Richtige – nicht zuletzt, weil der Schlaf so nicht mehr das Vergnügen ist, das er sein sollte.

Machen wir unsere Schlafwelt bunter

Keine Frage: Am besten für unsere Gesundheit und das seelische Gleichgewicht wäre, wenn wir alle regelmäßig sieben bis neun Stunden Schlaf bekommen würden. Und wenn es uns zudem besser gelänge, die Nacht wieder Nacht sein zu lassen. Doch das ist für viele Menschen nur schwer umzusetzen, zumal es auch nicht unbedingt Spaß macht, dem Schlaf immer Vorrang vor dem Vergnügen zu geben. Deswegen kann es eine gute Idee sein, den Schlafmangel, den unsere heutigen Lebenswelten häufig mit sich bringen, durch einen flexibleren Umgang mit unseren Auszeiten zu kompensieren – und sich ab und an ein Beispiel zu nehmen an früheren Zeiten und anderen Kulturen.

Exkurs: Träume

Auch wenn im Folgenden nur einige Aspekte angerissen werden können: Mit dem Thema Träumen ließen sich ganze Bücherregale füllen. Kein Wunder, denn darüber, wie sie entstehen und was sie bedeuten, denkt der Mensch wohl nach, seit er sich seiner Träume bewusst ist. Gelegentlich schenken die Traumbilder uns eine bleibende Erinnerung an die Zeit, die wir mit scheinbar abgeschaltetem Bewusstsein verbracht haben. Oder besser gesagt: Sie eröffnen Einblicke in unsere nächtliche Welt. Sie sind – neben dem Gefühl, ausgeschlafen zu sein (oder auch nicht) –, was vom Schlaf bleibt und daher der vielleicht »kulturfähigste« Aspekt unserer Nächte. So überrascht es kaum, dass Träume in der Kunst derart häufig reflektiert werden: Was wäre etwa der Surrealismus ohne die Erfahrung versponnener Traumwelten?

Vielleicht bringt das Träumen sogar Menschen, die ihren Schlaf als selbstverständlich hinnehmen oder ihn gar als lästige Notwendigkeit sehen, dazu, sich mit dieser anderen Lebenswelt zu befassen.

Etwa 150 000 Mal träumen wir im Laufe unseres Lebens, wobei unser Gehirn erst zwischen dem vierten und siebten Lebensjahr die Fähigkeit entwickelt, im Schlaf Bilder zu erzeugen. Es dauert bis in die frühe Pubertät, bis unsere Träume eine Tiefe und Komplexität bekommen, wie man sie auch im Erwachsenenleben hat. Mal erleben wir Bildfragmente von wenigen Sekunden, oft aber auch Kurzfilme mit elaborierter Handlung. Was in Träumen passiert, erscheint oft surreal. Wir müssen den wirren Geschichten Zeit- und Sinnzusammenhänge abringen, wenn wir eine an das Wachbewusstsein anschlussfähige Geschichte daraus machen wollen.

Wann träumen wir?

Wie bereits erläutert, enden die sich im Laufe einer Nacht mehrfach wiederholenden Schlafzyklen mit einer REM-Phase. Weckt man einen Schlafenden aus dieser Phase, ist die Wahrscheinlichkeit hoch, dass er sich an einen Traum erinnert. Auch wenn man auf natürlichem Weg aufwacht, erinnert man sich häufig zumindest an seinen letzten Traum. Die meisten Erinnerungen verflüchtigen sich allerdings noch vor der ersten Tasse Kaffee, nur die eindrücklichsten bleiben.

Wer aufregende Träume erleben und sie sich darüber hinaus merken will, sollte sich den Luxus des Ausschlafens gönnen. Je länger wir schlafen, desto heftiger träumen wir. Schließlich nimmt der REM-Anteil in den einzelnen Schlafphasen zu, während die Tiefschlafanteile weniger werden. Träume in den Morgenstunden wirken mitunter wie Halluzinationen, weil wir zwischen Wachen und Schlafen hin und her wechseln und die Grenzen verschwimmen. Hypnopompie lautet der Fachbegriff dafür, dass die Wachwelt langsam in unser Bewusstsein dringt. Der Vorgang ähnelt der hypnagogen Phase, auch wenn wir uns in die entgegengesetzte Richtung bewegen.

Nach der Entdeckung des REM-Schlafs im Jahr 1953 wurde dieser zunächst für die alleinige Traumschlafphase gehalten – eben weil Probanden, die man weckte, wenn ihre Augen sichtbar unter den Lidern hin und her rollten, oft von ihren Träumen berichteten. Von dieser Annahme ist man allerdings abgerückt. Inzwischen ist klar: REM-Schlaf und Traumschlaf sind nicht deckungsgleich. Man träumt in allen Schlafphasen, sogar im Tiefschlaf – dann allerdings eher einzelne Bilder oder Erinnerungsfragmente, nicht die bisweilen wahnwitzigen Plots, an die man sich mitunter später erinnert.

Inzwischen können moderne Gehirnscanner die Traumaktivität sogar sichtbar machen. Perspektivisch könnten – zumindest wenn man ein bisschen trickst – möglicherweise sogar bestimmte Trauminhalte ausgelesen werden: Erste Versuche unter der Leitung von Professor Yukiyasu Kamitani am Zentrum für Neuroinformatik in Kyoto weisen in diese Richtung. Das »Tricksen« bestand darin, dass die Menschen zur Vorbereitung des eigentlichen Experiments zunächst etwa 200 Mal aus ihren Träumen geweckt und befragt wurden, welche Bilder sie soeben gesehen hatten. Auf Grundlage ihrer Angaben und der gemessenen Hirnaktivität wurden individuelle Traumdatenbanken erstellt. Im Anschluss bestätigten die Probanden, die aus weiteren Träumen geweckt wurden, in 60 Prozent der Fälle, die Bilder gesehen zu haben, die die Wissenschaftler auf Basis des aktuellen Gehirnscans und der Traumdatenbank vermutet hatten.

Kamitani hofft, eines Tages vielleicht sogar Videos von Träumen erstellen zu können. Doch noch ist dies ferne

Zukunftsmusik. Bis heute können wir unsere Traumwelten mit niemandem direkt teilen. Und so sind es vor allem unsere Träume, die den Schlaf zu etwas ganz Persönlichem machen.

Pause von der Realität

Oft genug sind Träume banal, manchmal aber auch faszinierend, furchteinflößend und bizarr. Und obwohl wir sie mit unseren nächtlichen Lebenswelten assoziieren, sind sie – zumindest legen die Ergebnisse der Gehirnforschung das nahe – ein Bindeglied zwischen Schlafen und Wachen. Von allen Schlafphasen kommt die Gehirnaktivität in der traumintensiven REM-Phase der in der wach verbrachten Zeit am nächsten. Und auch während wir wach sind, geraten wir in traumähnliche Zustände; offensichtlich braucht unser Gehirn diese Pausen von der Realität. Der Wissenschaftsautor Stefan Klein, der mit *Träume. Eine Reise in unsere innere Wirklichkeit* eine lesenswerte Bestandsaufnahme der Traumforschung geschrieben hat, bezeichnet schon einen Wimpernschlag als eine, wenn auch sehr kurze Auszeit von der Realität, die sich das mit der Verarbeitung von Reizen beschäftigte Gehirn regelmäßig gönnt. Angeblich verbringt unser Gehirn etwa die Hälfte unserer wachen Zeit in einer Art Autopilot-Modus, der dem Zustand des träumenden Gehirns ähnelt.

Während Tagträumen lange der Ruf anhing, eine schöne Form der Zeitverschwendung zu sein, so substanzlos wie eine Seifenblase, sprechen neue Erkenntnisse dafür, dass diese Auszeiten für unser Gehirn essentiell sind. So verzichtet es auf das Wegdriften auch dann nicht, wenn wir anderweitig beschäftigt sind. Wie oft unsere Gedanken nicht bei der aktuell zu bewältigenden Aufgabe, sondern in anderen Gefilden unterwegs sind, lässt sich mit einem einfachen Experiment nachvollziehen: Man lässt tagsüber alle 15 Minuten den Handywecker klingeln und beobachtet, wo man gedanklich gerade ist. Der Versuch veranschaulicht, dass unser Gehirn immer auf Wanderschaft ist. Ob dieses Wandern der Langeweile geschuldet ist, der mangelnden Konzentration oder einem Mechanismus, dank dem wir unsere Lebenswirklichkeit überhaupt verdauen können – diese Frage sorgt nicht zuletzt unter Psychologen und Hirnforschern für Diskussionen.

Die Grenze zwischen Traum und Realität ist offenbar durchlässiger, als uns das bewusst ist. Vielleicht vergisst unser Gehirn Träume, weil es sonst noch schwieriger wäre, den Überblick darüber zu behalten, was sich allein in unseren Köpfen abspielt – und was in der Außenwelt. Die meisten Träume sind zwar banaler als jene, die in der Erinnerung bleiben. Das allerdings bedeutet, dass vielleicht gerade diese alltäglichen banalen Träume unser Bewusstsein nachhaltig beeinflussen.

Geschichte der Traumdeutung

Über Träume hat man, ebenso wie über den Schlaf allgemein, dank der Fortschritte in der Gehirnforschung in den letzten Jahren viel herausgefunden – und das ist wohl erst der Anfang der faszinierenden Einblicke in die Welten, in denen unser Geist nachts umherwandert.

Über die Bedeutung von Träumen gibt es unzählige Theorien. Obwohl Sigmund Freud als Begründer der modernen Traumdeutung gilt, war er selbstverständlich nicht der erste Denker, der die Bilderwelten, die wir im Schlaf produzieren, für signifikant hielt. Im Alten Ägypten galten Träume als Verbindung ins Totenreich. Von der Antike bis ins späte Mittelalter hatte man sie als eine Art Orakel betrachtet, als Botschaft göttlichen oder teuflischen Ursprungs. Oder auch als Möglichkeit der Heilung. Tempelschlaf nennt man zum Beispiel eine seit der Antike belegte Praxis, bei der ein Kranker im Tempel schlief, in der Hoffnung, im Traum einen Hinweis auf eine Therapie zu bekommen – oder besser noch: Heilung zu erfahren.

Freud hat jedoch das moderne Verständnis von Träumen insofern geprägt, als dass er den Ursprung dieser Bilderwelten in unserer eigenen Psyche wähnte. Mit seiner Interpretation von Traumsymbolen lieferte Freud eine »Erzählung« für eine Idee, die bereits im 18. Jahrhundert, im Zuge der Aufklärung, Formen angenommen hatte: dass Träume keine Botschaften äußerer, transzendenter Mächte, sondern wir selbst ihr Schöpfer sind. In Freuds Augen offenbarten Träume allerdings nicht von sich aus ihr Anliegen, sondern mussten erst entschlüsselt werden. Sein zentrales Thema war das unterdrückte Unterbewusstsein. Was Freud allerdings in Träumen las, scheint heute aufgrund seiner Fixierung auf sexuelle Wünsche wie eine Steilvorlage für Spötter. So erlebte, wer durch eine Vielzahl von Zimmern ging, seiner Ansicht nach zum

Beispiel einen »Bordell-« oder »Haremstraum«, das Öffnen einer verschlossenen Tür interpretierte er als einen »Koitusversuch«.

Doch wie andere Annäherungen an die Psychologie des Menschen muss man Freuds Traumdeutung und die Reaktionen, die er damit auslöste, im Kontext ihrer Zeit sehen. Seine Hinterlassenschaft ist also ambivalent: Einerseits hat er Träumen Bedeutung beigemessen und sie als Mittel zum besseren Verständnis der menschlichen Seele begriffen. Andererseits hat er den Menschen durch sein starres Verständnis von Traumsymbolik viel Unsinn eingeredet. Zudem vermittelte Freud, dass man sich vor seinen Innenwelten zu fürchten habe, werde man dort doch fortlaufend von seinen Trieben überrascht und schaue in so manchen Abgrund.

Der Schweizer Psychiater Carl Jung, neben Freud der wohl einflussreichste Traumdeuter des 20. Jahrhunderts, teilte dessen Einschätzung, dass Träume ein »Königsweg zum Unbewussten« seien, distanzierte sich aber in zentralen Punkten von Freuds Ansatz – weil er unter anderem befürchtete, dass dieser zu psychischen Komplexen führe. Jung verfolgte eine unmittelbarere Annäherung an unsere nächtlichen Bilderwelten, die weniger auf eine starre Symbolik festgelegt war. Er sah in Träumen vielmehr Elemente eines »kollektiven Unterbewusstseins«. Dieser Begriff bildete ein Basiskonzept der von Jung begründeten Analytischen Psychologie, die davon ausgeht, dass kulturunabhängig die gleichen Motivbilder und Archetypen in Träumen auftauchen. Ein wesentlicher Unterschied zu Freud ist, dass der Traum bei diesem eine Art Zensor ist, der die wahre Bedeutung seiner Bilder verschleiert, während er in Jungs Augen eine eigene Bildersprache besitzt, die es zu verstehen gilt.

Mit einer symbolischen Überfrachtung, wie sie etwa Freud praktizierte, wurden die Menschen von ihren Träumen entfremdet, findet jedenfalls Stefan Klein, der seine Bedenken in einem Interview so zusammenfasste: »Die traditionelle Traumdeutung sagt, der Traum spielt uns eine Scheinrealität vor, die wir entschlüsseln müssen. Damit aber entfernen Sie die Menschen von ihren Träumen. Dabei gibt es keine Evidenz für die Gültigkeit der Traumsymbole.« Die Lösung könnte also zumindest sein, die Geschichten, die wir in unseren Träumen erleben, so hinzunehmen, wie sie sind, und sich nicht stundenlang den Kopf über ihre Bedeutung zu zerbrechen, so wie es manch Traumdeuter getan hat.

Schlüssel zur Seele oder Betriebsgeräusche des Gehirns?

1976 sorgte eine radikale Idee der Psychiater Allan Hobson und Robert McCarley für Furore und stellte vorübergehend auf den Kopf, was man über Träume zu wissen glaubte. Was wir für Träume halten, so ihr Ansatz, seien eher Betriebsgeräusche des Gehirns – zufällig erzeugte Bilder, denen wir erst im Nachhinein Sinn verleihen, indem wir aus dem wirren Bilderreigen eine Geschichte machen.

Der in Harvard forschende Hobson und sein Kollege schrieben Träumen eine rein physiologische Ursache zu. Ihre Forschungen brachten sie zu der Annahme, im Schlaf werde eine Art Schalter umgelegt, der Schaltkreise in unserem Stammhirn aktiviert – ausgerechnet im Pons, in einem Teil des Gehirns also, in dem im Wachzustand kaum mentale Prozesse ablaufen, sondern der für vegetative Aufgaben zuständig ist, etwa für die Steuerung von Atmung und Kreislauf. So würden nach Einschätzung der beiden Wissenschaftler ganz zufällig die Bilder erzeugt, an die wir uns später erinnern und die wir als Traum bezeichnen. Der Mainstream der Wissenschaftsgemeinde schoss sich vorübergehend tatsächlich auf diese Idee ein, auch wenn im Rest der Bevölkerung das Interesse an Traumdeutung in jener Zeit eher wuchs – nicht zuletzt durch die Hippie-Kultur und die Popularität von New-Age-Ideen.

Andere neurologische Erklärungsansätze, wie etwa die 1983 von Francis Crick und Graeme Mitchison ins Spiel gebrachte »Reverse Learning Theory«, sprachen Träumen zwar ebenfalls eine interpretationswürdige Bedeutung ab, hielten die REM-Phase aber immerhin für eine Aufräumfunktion des Gehirns, analog zu einem Computerprogramm, mit dem Junk Files gelöscht werden.

Hobsons und McCarleys Theorie wurde in den folgenden Jahrzehnten erweitert und modifiziert. Mittlerweile gilt sie allerdings als widerlegt – unter anderem da der Neurowissenschaftler Mark Solms entdeckt hat, dass Menschen, bei denen der Pons beschädigt ist, immer noch träumen. Gleichzeitig fand Solms heraus, dass es durchaus Schädigungen des Gehirns gibt, die dazu führen, dass Menschen nicht mehr träumen – nämlich Schäden in den Regionen, die mit dem instinktgeleiteten Antriebssystem des Menschen, also in letzter Konsequenz auch mit unserer Motivation zu tun haben. Psychoanalytische Lesarten von Träumen bekamen durch diese Erkenntnisse wieder Aufwind, hatte doch schon Freud einen Zusammenhang zwischen Traum und Triebverhalten vermutet. Mit seinem Forschungsansatz bemühte Solms sich um einen Brückenschlag zwischen den verfeindeten Lagern: auf der einen Seite dem der Psychoanalytiker, die in Träumen allein einen Schlüssel zur Psyche sahen, auf der anderen Seite dem der Neurologen, für die sie ein rein physiologischer Vorgang waren.

In den letzten Jahren hat sich die Annäherung mehr und mehr vollzogen. Die Tatsache, dass Träume eine physiologische Komponente haben, widerspricht schließlich nicht der Idee, dass sie zudem eine psychische Funktion erfüllen. Möglicherweise hat die Erregung unseres Gehirns, die das Träumen auslöst, tatsächlich einen zufälligen Ausgangspunkt. Trotzdem reflektiert unser Bewusstsein im Schlaf Dinge, die uns beschäftigen: Wir schöpfen in unseren Träumen aus Erlebtem oder Ersehntem. Und hätten sie keine Funktion, wären sie im Zuge der Evolution vermutlich längst eliminiert worden. So streitet die Wissenschaftsgemeinde heutzutage eher über die Frage, ob der Nutzen eines Traumes damit erfüllt ist, dass man ihn geträumt hat, oder ob ein zusätzlicher Erkenntnisgewinn in einer Auseinandersetzung mit dem Geträumten steckt.

Wir träumen, was wir fühlen – oder nicht?

Dass man sich besser an seine Träume erinnert, lässt sich trainieren – und zwar nicht nur an die, aus denen man schweißgebadet oder euphorisiert aufwacht, sondern auch an all jene Träume, die eher »normal« sind. Man muss sich zunächst erinnern wollen – und den Traum, der vage durch den Kopf geistert, dokumentieren, bevor er sich auflöst wie ein Kondensstreifen am Himmel. Block und Stift sollten stets bereitliegen, damit man sich umgehend Notizen machen kann. Es bedarf Übung, vorbehaltlos aufzuschreiben, was an Fragmenten in der Erinnerung umherwabert. Viel Sinn ergeben die schließlich nur selten. Doch wer regelmäßig seine Träume notiert, wird sie leichter im Gedächtnis behalten. Übrigens: Wer sich nie an seine Träume erinnert, schläft vielleicht schlichtweg zu wenig, denn wie schon erwähnt: Erinnerungswürdig geträumt wird vor allem in der zweiten Nachthälfte, weil sich da die REM-Phasen häufen.

Es gibt verschiedene Datenbanken, die angelegt wurden, um individuelle, aber auch allgemeingültige Traummuster zu identifizieren. Eine sehr umfangreiche Traumsammlung, die Dream Bank, hat der renommierte Traumforscher George William Domhoff von der Universität von Kalifornien in Santa Cruz angelegt. Er behauptet, durch Interpretation der Träume seiner Probanden auf Kernthemen und Konflikte in deren Leben schließen zu können, und erklärt vollmundig: »Wir konnten zeigen, dass 75 bis 100 Träume ausreichen, um ein sehr gutes Porträt einer Person zu erstellen. Gebt uns 1000 Träume, verteilt über mehrere Jahrzehnte, und wir erstellen ein Profil ihrer Psyche, das so akkurat und einzigartig ist wie der Fingerabdruck dieses Menschen.«

Tatsächlich legt die Gehirnforschung nahe, dass Emotionen durchaus mit unseren Träumen zu tun haben. Schließlich sind die Regionen des Gehirns, in denen Gefühle ausgelöst werden, im Traumschlaf fast aktiver als im Wachzustand. Ob diese Emotionen aber tatsächlich überwiegend negativ konnotiert sind, wie manch eine Traumsammlung nahelegt – darüber gehen die Meinungen auseinander. Schließlich hinterlassen die Träume, in denen man Angst oder Wut verspürt, einen bleibenderen Eindruck – was aber nicht unbedingt ihre Häufigkeit bestätigt.

Der finnische Neurologe und Philosoph Antti Revonsuo entwickelte in diesem Zusammenhang die umstrittene »Threat Simulation Theory«. Nach dieser sind die Träume, mit denen sich sogar der moderne Mensch noch herumschlägt, früh in unserer Evolutionsgeschichte ausgebildet worden, damit unsere prähistorischen Vorfahren bedrohliche Szenarien, etwa die Begegnung mit einem Säbelzahntiger, durchspielen konnten. Daher ist es seiner Meinung nach naheliegend, dass viele Träume in die Kategorie Albtraum fallen. Träume, in denen man etwa verfolgt wird, sind tatsächlich kulturübergreifend verbreitet – wenngleich zumindest wir in unseren abgesicherten Lebenswelten selten konkreten Gefahren ausgesetzt sind. Doch ob dieser Umstand allein mit dem gefährlicheren Alltag unserer Vorfahren begründet werden kann, ist fraglich.

Traumähnliche Gedanken erleben wir, wie bereits geschildert, schon beim Einschlafen, in der hypnagogen Phase – mit dem Unterschied, dass wir da noch halb wach sind und diese Halluzinationen deshalb ähnlich wie einen Klartraum beziehungsweise einen luziden Traum erleben. In der hypnagogen Phase wie auch während des luziden Träumens sind wir uns darüber bewusst, dass wir gerade traumähnliche Bilder erleben. Doch da enden die Gemeinsamkeiten auch schon, und bis zum nächsten Morgen hat man die Halluzinationen beim Einschlafen in der Regel auch vergessen (zumal es selbst für Trauminteressierte kontraproduktiv wäre, sich durch Notizenmachen am Einschlafen zu hindern).

Doch zurück zu den luziden Träumen: Diese Klarträume ereignen sich, im Unterschied zu den Halbschlafbildern beim Einschlafen, mitten in der Nacht oder in den frühen Morgenstunden. Plötzlich überkommt einen, oft bei emotional intensiven Träumen, die Erkenntnis: »Ach, das ist ja nur ein Traum.« Man träumt allerdings trotzdem weiter und kann, hat man diese Einsicht erst einmal gewonnen, sogar die Handlung beeinflussen. Einer nicht repräsentativen Umfrage im Freundeskreis zufolge hat gut die Hälfte schon Erfahrungen mit Klarträumen gemacht. Manchmal ließ sich damit auch ein Traum fortsetzen, aus dem man geweckt worden war, den man aber gerne weitergeträumt hätte. Interessanterweise erwähnten die meisten, denen das luzide Träumen schon gelungen ist, dass man nach der Traumpause wieder die gleiche Körperhaltung einnehmen muss, um den Faden neu aufzunehmen.

Die an der Goethe-Universität in Frankfurt am Main forschende Psychologin Ursula Voss gehört in das Lager der Traumforscher, die Träumen keine allzu große Bedeutung beimessen – schon allein, weil wir im Traum ihrer Meinung nach nicht über die kognitiven Fähigkeiten verfügen, die uns von Tieren unterscheiden. Im luziden Traum sieht Voss allerdings eine Ausnahme. Schließlich können wir da die Regie übernehmen und uns aus unserer Beschränktheit befreien, was sich unter anderem an einer Gehirnaktivität zeigt, die auch dann gemessen wird, wenn wir uns im Wachzustand besonders konzentrieren: Gammawellen im Frequenzbereich von etwa 40 Hertz. Dadurch hat der Träumende nicht nur einen klareren Zugriff auf sein autobiographisches Gedächtnis, sondern auch die Fähigkeit, kritisch zu denken.

Durch das Verabreichen von Stromstößen konnte Voss sogar Probanden zu luziden Träumen verhelfen, die diese zuvor nie erlebt hatten. Sobald sie auf die Stromstöße verzichtete, stellten sich auch die luziden Träume nicht mehr ein. Für den Hausgebrauch wird eine solche Technik wohl kaum in naher Zukunft zur Verfügung stehen. Doch für Menschen, die an posttraumatischen Belastungsstörungen leiden oder an aus anderen Gründen wiederkehrenden Albträumen, könnte eine solche Anwendung Auswege aus dem Gefängnis furchterregender Bilder bieten, indem der Träumende in die Lage versetzt wird, auf die Handlung Einfluss zu nehmen. Forschungen zu Klarträumen haben aber auch gezeigt, dass die Fähigkeit zum Steuern von

Trauminhalten durchaus erlernbar ist – sogar ohne Stromstöße.

Träume sind das Bindeglied zwischen unserem wachen und unserem schlafenden Ich, weshalb sie die Menschen seit jeher in gleichem Maß fasziniert, verängstigt und inspiriert haben – Letzteres unter anderem zu wilden Theorien, was diese nächtlichen Ausflüge unseres Gehirns denn nun zu bedeuten haben. Vieles ist bis heute unklar, doch ohne Frage werden in den nächsten Jahrzehnten zahlreiche neue und spannende Erkenntnisse aus Forscherkreisen an die Öffentlichkeit dringen. Bis dahin gilt wohl, abzuwarten und – bei allem Interesse an unseren Traumwelten – einen nicht allzu problembehafteten Blick auf sie zu werfen.

3.
Unser eigener Schlaf und ein Uhrwerk, das nicht ganz rund läuft

Morgen früh wird der Wecker – so wird es sich jedenfalls anfühlen – mitten in der Nacht klingeln, und der folgende Tag wird ein anstrengender sein. Müde sein ist keine Option. Also geht man zwei Stunden früher als gewöhnlich ins Bett – und landet auf einer endlosen Wiese voller Schäfchen, die gezählt werden wollen. Der Schlaf will einfach nicht kommen, so sehr man sich bemüht, vermutlich gerade, weil man ihn so dringend herbeisehnt. Alles Einlullende scheint sich hinter einer dicken Staumauer zu verstecken. Je verzweifelter man versucht, auf die andere Seite zu gelangen, desto glitschiger die Wand, die es zu überwinden gilt. Das hat zum einen damit zu tun, dass Schlaf eine unwillkürliche Verhaltensweise ist, also mit Wollen wenig zu tun hat. Erschwerend kommt hinzu, dass viele Menschen von ihrer inneren Uhr immer ein bisschen zu spät ins Bett geschickt werden, schlicht und einfach, weil sie oft leicht nachgeht. Etwas zu spät schlafen zu gehen, fällt vielen also leichter, als zu früh das Licht zu löschen. Diese Erkenntnis verdanken wir nicht zuletzt dem deutschen Biologen Jürgen Aschoff. Er gilt als ein Begründer der Chronobiologie, die untersucht, wie Organismen sich zeitlich organisieren. Zu einem Teil sind deren Rhythmen endogen, haben also innere Ursachen. Landläufig nennen wir das innere Uhr. Ebenso wichtig sind für uns Menschen äußere Einflüsse, so genannte Zeitgeber. Der mächtigste Zeitgeber ist das Sonnenlicht, um das es später ausführlich gehen soll. Die endogene Taktung bedingt, wie Menschen sich verhalten, wenn sie nicht wissen, wie spät es ist – wenn ihnen also beispielsweise kein Sonnenlicht signalisiert, dass ein neuer Tag begonnen hat.

Wissenschaftler wussten seit langem, dass Aktivitätszyklen von Organismen nicht nur vom Sonnenstand und von den Jahreszeiten gelenkt werden, sondern dass es endogene Gründe geben muss. Schon im Jahr 1729 hatte der Geophysiker Jean Jacques d'Ortous de Mairan bewiesen, dass sich die Blätter der Mimose auch in dauerhafter Dunkelheit morgens öffnen und abends schließen, sich also auch ohne Lichtsignale tagesrhythmisch verhalten. Es sollten jedoch zwei Jahrhunderte vergehen, bis derartige Phänomene systematisch erforscht wurden.

Bunkerexperimente

Lange galt die Chronobiologie als Orchideenfach und innere Uhren galten als etwas, das nur besondere Sensibelchen wahrnehmen. Dass für biomedizinische Untersuchungen seit den sechziger Jahren plötzlich Geld in die Hand genommen wurde, hatte nicht zuletzt mit der Raumfahrt zu tun. In deren Pionierzeit wollte man endlich wissen, welche Auswirkungen es hat, wenn sich ein Mensch über Wochen in einer »zeitlosen« Umgebung aufhält, und ob Astronauten sich einer erdfernen Umgebung mit anderen Lebensrhythmen anpassen können.

Die bis dato dazu existierenden Erkenntnisse verdankte die Wissenschaft vor allem Abenteurern, die in unterirdischen Höhlen über Wochen das Tageslicht gemieden hatten. Um die Forschung voranzubringen, ließen Jürgen Aschoff, Direktor am Max-Planck-Institut für Verhaltensphysiologie im oberbayerischen Erling-Andechs, und der Physiker Rütger Wever nach vielversprechenden Versuchen eine eigens für diesen Zweck konzipierte unterirdische Anlage bauen. In dieser konnten zwei Versuchspersonen gleichzeitig, aber getrennt voneinander leben. Jeder Proband hatte seinen eigenen, von Tageslicht und Geräuschen abgeschirmten Aufenthaltsraum mit Küche, WC und Dusche, selbstredend gab es weder Uhren noch Radios. Die Bewegungsaktivität der Teilnehmer wurde über Messfühler im Fußboden aufgezeichnet. Die Körpertemperatur – ein zentraler Indikator, wie spät es zum jeweiligen Zeitpunkt in einem Organismus ist – wurde durch eine Sonde im Enddarm gemessen.

Insgesamt lebten fast dreihundert Versuchspersonen für einige Wochen in der Anlage und schrieben Wissenschaftsgeschichte. Das erstaunliche Ergebnis des Experiments: Ohne externen Zeitgeber folgen Menschen immer noch einem Tag-Nacht-Rhythmus, doch die innere Uhr geht bei den meisten etwas zu langsam. So dauert ein Tag ein paar Minuten länger als 24 Stunden, nicht selten sogar 25 Stunden.

Hat jemand also einen »Innentag« von 25 Stunden, geht er ohne äußere Zeitgeber jeden Tag eine Stunde später zu Bett. Wenn er normalerweise um Mitternacht einschläft und um sieben oder acht Uhr aufwacht, ist nach einer Woche sein normaler Rhythmus bereits so weit aus dem Tritt, dass er erst zur normalen Aufstehzeit ins Bett geht. Vor diesem Hintergrund überrascht kaum, dass die Versuchsteilnehmer nicht selten irritiert waren, wenn ihre Zeit im Bunker vorbei war. Wenn Innentage länger sind als ein echter Tag, kann ein Monat eben schon nach gefühlten 28 Tagen vorbei sein.

Wir müssen also damit leben, dass unsere innere Uhr anders geht als die von der Erdumdrehung diktierte Zeit. Und auch wenn sie bei den meisten Menschen etwas zu langsam tickt: Es gibt durchaus Chronotypen, bei denen der Innentag etwas kürzer ist als ein Kalendertag – auch wenn sie in der Minderheit sind. Wer eine solche Veranlagung hat, wäre geneigt, jeden Tag ein wenig früher zu Bett zu gehen. Dass er oder sie das nicht tut, ist ebenso dem Einfluss des Lichts zu verdanken wie der Umstand, dass Menschen mit nachgehender Uhr eben nicht jeden Abend später ins Bett gehen. Licht sorgt dafür, dass unsere innere Uhr immer wieder nachgestellt wird. Es ist quasi ihr Korrektiv.

So oder so lässt sich an der inneren Taktung eine individuelle Tendenz erkennen: Wer gerne später ins Bett geht, als es die Uhr nahelegt, hat wohl eine Eulen-Veranlagung; wen es früher in die Horizontale zieht, der ist eine »Lerche«.

Doch warum geht unsere Innenuhr nicht von allein richtig? Sie hat doch im Laufe der Evolution reichlich Zeit gehabt, sich an den 24-Stunden-Tag anzupassen. Gab es in der Menschheitsgeschichte – zumindest bis zur Erfindung und Verbreitung des elektrischen Lichts – keinen Evolutionsdruck, eine perfekt laufende innere Uhr zu entwickeln? Vermutlich nicht, denn das natürliche Licht war immer da. Man konnte es kaum meiden. Zudem hat es Vorteile, dass die innere Uhr durch Licht nachjustiert werden kann, denn so können wir uns anpassen: an den Wandel der Jahreszeiten, ja sogar an andere Zeitzonen.

(Chronobiologische) Hochs und Tiefs

Es gibt noch weitere Gründe, die uns daran hindern, zu einer »falschen« beziehungsweise ungewohnten Uhrzeit einzuschlafen. In unserer wachen Zeit verfügen wir schließlich nicht über gleichbleibende oder stetig abnehmende Energiereserven; vielmehr sind unsere körperlichen und mentalen Kräfte zyklischen Schwankungen ausgesetzt.

Eltern kleiner Kinder wissen, dass diesen, auch wenn sie offensichtlich todmüde sind, das Einschlafen nicht immer leichtfällt. Auch als Erwachsener kennt man das Gefühl, nach einer Müdigkeitsattacke plötzlich über den berühmten toten Punkt hinweg zu sein. Im Zweifelsfall ist es angenehmer, einen Tag, an dem man extrafrüh rausmuss, mit einem leichten Schlafdefizit zu bewältigen, als sich nachts herumzuwälzen, weil man zu früh ins Bett gegangen ist.

Zirkadiane Rhythmen nennt die Wissenschaft dieses Phänomen. »Zirkadian« ist aus dem Lateinischen abgeleitet und bedeutet so viel wie »rings um den Tag«. Aktivitätszyklen folgen jedoch nicht nur einer etwa 24 Stunden langen Taktung, sondern auch einem Zwölf- und einem Vier-Stunden-Muster. Diese amplitudenförmigen Schwingungen werden als ultradiane Rhythmen bezeichnet und bestimmen, zu welchen Uhrzeiten wir leistungsfähig sind und wann wir schwächeln.

Der Vier-Stunden-Rhythmus lässt sich besonders bei Neugeborenen beobachten, die noch keine Tag-Nacht-Taktung haben. Sie schlafen etwa alle vier Stunden ein, werden aber genauso oft wach, leider auch nachts. Auch bei Erwachsenen steuert dieser Rhythmus den Energiehaushalt und das Hungergefühl. Der Zwölf-Stunden-Zyklus dagegen sorgt für ein mittägliches Tief zwölf Stunden nach dem letzten Einschlafen. Dieser Tiefpunkt ist nicht so ausgeprägt wie das nächtliche Absacken der Leistungskurve, doch der Blutdruck sinkt messbar ab: der Grund für das Bedürfnis nach einem Mittagsschlaf, das viele Menschen kennen. Und als wären all diese Rhythmen nicht schon kompliziert genug, gibt es auch noch den bereits erwähnten Neunzig-Minuten-Zyklus, der unsere Schlafmuster bestimmt und ebenfalls unsere schwankende Tagesform beeinflusst.

Dass die innere Uhr so gut wie alles in unserem Organismus lenkt, von den »Arbeitszeiten« bestimmter Organe über die Körpertemperatur bis zur Hormonausschüttung, merken wir, wenn diese Uhr aus dem Takt gerät, weil wir zum Beispiel an einem Jetlag leiden. Nach einer mehrere Zeitzonen überbrückenden Reise geht die innere Uhr erst einmal nicht mit der neuen Ortszeit synchron. Licht und Dunkelheit treten zur »falschen« Zeit ein, Essens- und Schlafrhythmen geraten durcheinander. Schließlich ist der Schlaf zwangsläufig flacher und schlechter, wenn draußen die Sonne das Signal zum Aufwachen gibt. Man ist nicht einfach nur müde, weil die innere Uhr einen zur falschen

Zeit und meist auch zu wenig schlafen lässt, sondern fühlt sich darüber hinaus diffus schlecht. Die Organe arbeiten nicht mehr richtig zusammen, weil sie sich unterschiedlich schnell an die neuen Gegebenheiten anpassen.

Es gibt zahllose Tipps, wie man dem Jetlag vorbeugt und ihn schneller wieder loswird. Diese Ratschläge fallen naturgemäß je nach Reiserichtung unterschiedlich aus – und sollten auch berücksichtigen, ob man zuhause eher ein Eulen- oder Lerchentyp ist. Knapp zusammengefasst empfiehlt es sich, Mahlzeiten der neuen Ortszeit entsprechend einzunehmen und am Zielort bewusst Lichtduschen zu nehmen: bei Reisen gen Osten vormittags, bei Reisen auf den amerikanischen Kontinent nachmittags, so dass es einem leichter fällt, bis zur dortigen Schlafenszeit durchzuhalten. Im Normalfall dauert der Anpassungsprozess pro überflogene Zeitzone etwa einen Tag. Bei kurzen Reisen in andere Zeitzonen sollte man den heimischen Rhythmus beibehalten und Termine entsprechend legen. Und zu Zeiten, in denen es zuhause Nacht ist, so wenig Sonnenlicht wie möglich tanken.

Licht als Taktgeber

Der Zeitgeber, der die innere Uhr immer wieder neu stellt, ist die Sonne. Schaut man sich das Leben auf unserem Planeten an, scheint das naheliegend. Wissenschaftlich bestätigt wurde die Wirkungsmacht des Lichts allerdings erst vor kurzem. Von Zapfen, die Farben und Helligkeitsunterschiede erkennen, und Stäbchen, die Lichtpunkte erfassen, hat man im Biologieunterricht schon gehört. Doch es gibt auf der Netzhaut weitere Lichtsensoren, die so genannten fotosensitiven Ganglienzellen, die allein deswegen nur wenigen aus der Schulzeit bekannt vorkommen werden, weil sie erst 2002 beim Menschen identifiziert wurden – zum Erstaunen der Wissenschaftsgemeinde, die das Auge für hinreichend erforscht hielt. Nur wenige Jahre zuvor waren sie bei Mäusen entdeckt worden. Ihre Funktion ist nicht die Bild- oder Mustererkennung, sondern die Wahrnehmung der Umgebungshelligkeit.

Mit diesen Lichtinformationen wird unsere innere Uhr gefüttert. Die sitzt im Zwischenhirn – genauer gesagt im Hypothalamus – und heißt in der Wissenschaftssprache *Nucleus suprachiasmaticus* (SCN). Sie ist ein erbsengroßes Nervenbündel, das die Informationen zur Umgebungshelligkeit an den ganzen Körper weiterleitet, die Ausschüttung von Hormonen anstößt und dadurch mit beeinflusst, wie müde oder wach wir uns fühlen. Außerdem regelt sie die Körpertemperatur und stimmt die Arbeit der Organe aufeinander ab. Auch diese haben nämlich die Tendenz, ihren eigenen Rhythmen zu folgen. Was vereinfachend als innere Uhr bezeichnet wird, sind in Wirklichkeit Millionen kleiner Uhren, die in jeder Zelle mitlaufen.

Viele blinde Menschen können ein Lied davon singen, was es heißt, wenn diese inneren Uhren freilaufen, weil sie eben nicht durch Lichteinwirkung korrigiert werden. Doch es gibt tatsächlich (auch von Geburt an) Blinde, die keine Probleme mit der Synchronisierung ihres Schlaf-Wach-Rhythmus haben und Licht unbewusst wahrnehmen können, auch wenn sie es nicht sehen. Welche Faktoren dabei zusammenspielen, ist allerdings noch nicht abschließend erforscht. Es ist also nicht nur für den Schlaf, sondern für alle Körperfunktionen vorteilhaft, wenn wir mit eindeutigen Lichtinformationen versorgt werden: Helligkeit am Tag und nachts tiefe Dunkelheit. Lichtmangel kann dazu führen, dass sich unsere Organe ähnlich asynchron verhalten wie bei einem Jetlag. So können wir unseren Körper auch im Alltag unserer gewohnten Zeitzone verwirren – durch Stubenhockerei zum Beispiel.

Welche Details im alltäglichen Leben unsere inneren Uhren beeinflussen können, zeigt eine Studie von Amely Wahnschaffe, Psychologin an der Klinik für Schlafmedizin des St.-Hedwig-Krankenhauses in Berlin, und Schlafforscher Dieter Kunz. Es klingt absurd, dass ausgerechnet die Badezimmerbeleuchtung, der man sich vor dem Zubettgehen normalerweise nur für wenige Minuten aussetzt, den Schlaf torpedieren soll. Doch die Studie der Schlafmediziner ergab genau das: Das blauweiße, kalte Licht der oft grell leuchtenden Badezimmerschränke bremst nämlich die Melatoninproduktion aus.

Schummeriges Licht im Gelbspektrum dagegen hat keine Auswirkungen auf unseren Hormonhaushalt. Wie kalt oder warm Licht erscheint, kann man übrigens dem Kelvin-Wert entnehmen, mit dem die Farbtemperatur gemessen wird und der auch auf der Verpackung einer Glühbirne oder Energiesparlampe zu finden ist: je höher der Wert, umso kälter das Licht. Es sind also nicht nur die Bildschirme, auf die wir am Abend gerne stundenlang starren, die unsere innere Uhr verwirren, sondern auch vermeintliche Nebensächlichkeiten.

Es ist erstaunlich, wie lange es dauerte, bis das Thema Licht als Gesundheitsfaktor entdeckt wurde. In *Wake up! Aufbruch in eine ausgeschlafene Gesellschaft*, Peter Sporks lesenswertem Plädoyer für ein Leben im Einklang mit unserer natürlichen Taktung, ist von einer bislang nicht publizierten Studie zu lesen, die ebenfalls an der Berliner Charité unter der Leitung von Dieter Kunz durchgeführt wurde. Um zu erforschen, wie viel Licht ein durchschnittlicher Stadtbewohner im Laufe eines Tages abbekommt, ließ Kunz zehn Testpersonen in Berlin vier Tage lang eine mit Helligkeitssensoren ausgestattete Brille tragen – und glaubte zunächst an einen Messfehler, so düster war der Alltag seiner Probanden. Im Stundenmittel bekam keiner der Teilnehmer mehr Licht als in einem normal ausgeleuchteten Wohnzimmer.

Noch vor wenigen Jahrzehnten war es kaum möglich, sich dem natürlichen Licht in einem solchen Maß zu entziehen, wie es heute die Regel ist – außer vielleicht, man arbeitete im Bergbau. Zahlreiche Dinge lassen sich heute bequem mit einem Mausklick vom Sofa aus erledigen. Bei vielen steht außerdem das Auto direkt vor der Tür. Hinzu kommt: In den dunklen Wintermonaten, wo wir Licht am nötigsten brauchen, legen wir den Weg zur Arbeit und nach Hause in Dunkelheit zurück, während wir den Tag in einem neonbeleuchteten Büro verbringen.

Auch verschätzt man sich oft, wenn es um die tatsächlichen Lichtverhältnisse geht: wie viel heller etwa ein noch so trüber mitteleuropäischer Novembertag ist, wenn man ihn mit einem gefühlt hell ausgeleuchteten Büro vergleicht. Der wolkenverhangene Wintertag ist mit etwa

3500 Lux gut zehn Mal so hell, da unter Neonlicht gerade mal circa 300 Lux auf die Netzhaut gelangen. (Ein sonniger Sommertag dagegen ist 100 000 Lux hell. Kein Wunder also, dass viele Menschen im Winter leiden.)

Die SAD-Lichtlampen (SAD steht für »Seasonal Affective Disorder«, also *saisonal-affektive Störung*), die noch vor wenigen Jahren vor allem jene von ihrem Arzt verordnet bekamen, die unter der so genannten Winterdepression litten, sind mittlerweile in Baumärkten und dementsprechend vielen Privathaushalten angekommen. Diese Lampen – von Menschen im hohen Norden seit langem genutzt, um komplikationsfreier über den Winter zu kommen – strahlen 10 000 Lux aus. Im Winter in die Gänge zu kommen, ist mit einer solchen Lichtdusche am Frühstückstisch tatsächlich spürbar leichter. Doch ein dreißigminütiger Spaziergang bei trübem Wetter ist ähnlich effektiv – und beugt außerdem einem Vitamin-D-Mangel vor, denn dagegen schützt keine noch so helle Tageslichtlampe, sondern helfen nur UV-Strahlen auf der Haut.

Die neuen Erkenntnisse über die Macht des Lichts kommen langsam in unseren Lebenswelten an. So wird etwa mit hellerer Beleuchtung an Schulen experimentiert. Erste Versuche, müde Teenager durch extrahelle Lichtquellen konzentrierter und leistungsfähiger zu machen, erweisen sich als vielversprechend.

Auch wird allerorten davor gewarnt, am Abend stundenlang auf einen Fernseh- oder Computerbildschirm zu starren. Für deren negative Wirkung kann man sich durchaus sensibilisieren, doch der Sog der Unterhaltungsmedien ist oft stärker.

Einer keineswegs repräsentativen Umfrage im Bekanntenkreis zufolge lässt sich kaum jemand, der keine Schlafprobleme hat, davon abhalten, spätabends noch auf Displays und Bildschirme zu schauen. Um deren kontraproduktive Wirkung zu mindern, gibt es mittlerweile zumindest Computerprogramme wie etwa f.lux, die den Bildschirm schlaffördernd einfärben. Intelligente Lichtkonzepte, die nicht gegen, sondern mit unserer inneren Uhr arbeiten, werden in den nächsten Jahren an Bedeutung gewinnen – im privaten wie im öffentlichen Raum.

Der nächtliche Himmel

Vor ein paar Jahren kamen Freunde aus Hongkong zu Besuch nach Berlin. Ich hatte sie in eine Bar in einer verschnarchten Seitenstraße Kreuzbergs bestellt – und wunderte mich, dass sie mich recht lang warten ließen. Irgendwann stolperten sie zur Tür herein, offenbar ziemlich mitgenommen. Was mir denn bitte schön einfiele, sie in diese dunkle Ecke zu lotsen? Aufgebracht berichteten sie mir, wie sie sich nicht in diese Nebenstraße getraut und nach einem Taxi Ausschau gehalten hatten, um sich die letzten 300 Meter bringen zu lassen.

Ich war erstaunt. Aber als ich mit ihnen zwei Stunden später vor die Tür trat (nach dieser für die beiden offenbar traumatischen Exkursion fühlte ich mich verpflichtet, sie zur U-Bahn zu begleiten), versuchte ich, die Winternacht mit ihren Augen zu sehen. Es war wirklich ganz schön dunkel in dieser Ecke Berlins. Jemandem, der die riesigen

Neonwerbeflächen Hongkongs gewöhnt war, mussten die alten Gaslaternen (die immer noch etliche Berliner Straßenzüge beleuchten und um die munter gestritten wird) tatsächlich vorkommen wie ein Relikt aus dem 19. Jahrhundert.

In Hongkong ist die Lichtverschmutzung – also das Phänomen, dass die künstliche Beleuchtung die Nacht immer mehr aus unseren Lebenswelten vertreibt – weltweit am dramatischsten. Zu diesem Ergebnis kam zumindest eine über drei Jahre angelegte internationale Studie von Jason Chun Shing Pun an der Physikfakultät der Hongkonger Universität. In der chinesischen Metropole gibt es zum Grad der Lichtverschmutzung keine Gesetze, anders als in vielen Großstädten der Welt, wo sich Stadtplaner inzwischen wieder darum bemühen, die Nächte dunkler werden zu lassen. Die Möglichkeiten sind vielfältig: So kann man zum Beispiel vermehrt Bewegungsmelder einsetzen oder Straßenlaternen, die ihr Licht nur nach unten abstrahlen, so dass eine starke Lichtstreuung vermieden wird.

In Deutschland gibt es etliche Kommunen, in denen zumindest versucht wird, einen Licht-Masterplan umzusetzen. Denn nicht nur verwirrt eine zu helle Nacht unsere innere Uhr. Schwaches Licht, das nachts durch die Vorhänge dringt, kann darüber hinaus die Schlafqualität spürbar verschlechtern. So wurde im Rahmen verschiedener US-Studien festgestellt, dass Lichteinwirkung beim Schlafen zumindest einige Tierarten depressiv stimmt, die einen ähnlichen Schlaf-Wach-Rhythmus haben wie wir. Darüber hinaus wird ein Zusammenhang vermutet zwischen Lichtverschmutzung und Krebserkrankungen, da

Dauerhelligkeit unseren Hormonhaushalt durcheinanderbringt. Nicht zuletzt wird das ökologische Gleichgewicht durch die Ausleuchtung der nächtlichen Welt gestört – von der damit verbundenen Energieverschwendung ganz zu schweigen.

Diverse Organisationen, unter anderem die international agierende Dark Sky Association, beschäftigen sich mit der Omnipräsenz künstlicher Beleuchtung. Der Non-Profit-Organisation zufolge leben 99 Prozent der Menschen in den USA und Europa unter lichtverschmutztem Himmel, was zur Folge hat, dass zumindest Stadtbewohner nur noch einen sehr ausgedünnten Sternenhimmel zu sehen bekommen: Mit bloßem Auge erkennt man in klaren Nächten nur 200 bis 500 Sterne, unter natürlichen Bedingungen wären es etwa 2500. Nur noch etwa die Hälfte der Europäer kann die Milchstraße sehen. Kein Wunder, dass man mittlerweile das touristische Potenzial richtig dunkler Nächte erkannt hat: Der Brandenburgische Naturpark Westhavelland wurde 2014 zum ersten deutschen Sternenpark ernannt, das dort gelegene Örtchen Lochow bezeichnet sich als »sternenreichster Ort Deutschlands«.

Trotz der zahlreichen Versuche, der zunehmenden Lichtverschmutzung durch entsprechende Lichtkonzepte etwas entgegenzusetzen, wird die Welt nach wie vor heller. Schätzungen gehen davon aus, dass die Lichtverschmutzung Jahr für Jahr um 5 bis 6 Prozent zunimmt, wobei es starke regionale Unterschiede gibt, wie jeder Laie auf den faszinierenden Satellitenbildern erkennen kann, die die Erde bei Nacht zeigen: Zu sehen ist ein von wenigen Ballungsräumen abgesehen dunkles Afrika, ein helles Europa, die extrahellen USA und ein im Vergleich dazu sehr dunkles Kanada. 2012 fand ein Forscherteam um Christopher Kyba an der Freien Universität in Berlin heraus, dass der großstädtische Hauptstadthimmel in klaren Nächten immerhin zehn Mal heller ist als noch vor 150 Jahren. In bewölkten Nächten ist die Veränderung sogar noch drastischer, denn die Wolken reflektieren rotes Licht viel stärker – weswegen die Studie auch den Titel »Rot ist das neue Schwarz« trägt. Angesichts der Popularität von LED-Leuchten, die ein eher kaltblaues Licht ausstrahlen, wird der Himmel in absehbarer Zeit hier und anderswo noch heller leuchten.

Natürlich lässt sich die Helligkeit unserer Städte nicht nur mit Neonflächen erklären, auf denen Werbetreibende ihre Botschaft unters Volk bringen wollen. Wie das Beispiel der Freunde aus Hongkong zeigt, spielt auch das Sicherheitsbedürfnis eines jeden eine Rolle. Der Angst vor der dunklen Nacht wird eben auch durch künstliches Licht begegnet. (Wobei das Gefühl von Sicherheit allenfalls ein subjektives ist, schließlich wird ein Heimweg durch den menschenleeren nächtlichen Park nicht weniger gefährlich, nur weil ein paar zusätzliche Laternen den Weg säumen.)

Die Antwort auf die Frage, wie dunkel wir unsere Nächte wollen, hat nicht zuletzt einen kulturellen Aspekt und ist von unseren Lebensgewohnheiten bestimmt. So gewöhnte sich die Hongkonger Freundin, als sie zwei Jahre später vorübergehend nach Berlin zog, ziemlich schnell an die vergleichsweise dunkle Nacht. Und schimpfte bald auf die Straßenlaterne, die den Weg vor ihrem Schlafzimmerfenster erhellte.

Können wir Winterschlaf halten?

Unter Hassern der kalten Jahreszeit ist es eine beliebte Phantasie, die Decke über den Kopf zu ziehen, ein paar Wochen durchzuschlafen und sich vom Vogelzwitschern wecken zu lassen, wenn die Tage wieder länger sind als die Nächte und an den Bäumen Knospen austreiben. Eben Winterschlaf halten.

Leider ist der menschliche Organismus darauf nicht ausgelegt, wenn es auch erstaunliche Gegenbeispiele gibt: 2006 überlebte der Japaner Mitsutaka Uchikoshi in einem winterschlafähnlichen Zustand mehr als drei Wochen ohne Nahrung und Wasser, nachdem er sich beim Wandern das Becken gebrochen hatte. Seine Körpertemperatur war auf 22 Grad gesunken, die Organe liefen auf Sparflamme – weswegen seinem Organismus trotz Außentemperaturen von nur zehn Grad genügend Energie blieb, die Hirnfunktionen aufrechtzuerhalten.

Mittlerweile haben Wissenschaftler auch beim Menschen winterschlafrelevante Gene identifiziert – etwa eines, mit dem von Kohlenhydrat- auf Fettverbrennung umgestellt wird, so dass man die körperlichen Reserven leichter anzapfen kann. Wirklich attraktiv ist der Winterschlaf für wintermüde Menschen allerdings nicht, handelt es sich dabei doch um etwas grundsätzlich anderes als den uns bekannten Schlaf. Damit die regenerativen Prozesse ablaufen, die das Schlafen erholsam machen, muss der Körper »Betriebstemperatur« haben. Tiere erwachen aus ihrem Winterschlaf jedenfalls mit einem gehörigen Schlafdefizit.

Doch auch wenn wir keinen Winterschlaf halten, ist unser Schlaf von den Jahreszeiten geprägt. In Regionen der Erde, wo die Tageslänge im Jahresverlauf stark variiert, unterschied sich zumindest in der vorindustriellen Welt das tägliche Leben je nach Monat stark. Auch hierzulande arbeiteten bis vor wenigen Jahrzehnten viele Menschen in der Landwirtschaft. Von saisonal geprägten Arbeitsrhythmen wurden nicht zuletzt die Schlafmuster beeinflusst: Im arbeitsintensiven Sommer nutzte man die langen, hellen Tage, im Winter verdöste man viel Zeit – nicht zuletzt, weil es außerhalb des Betts kalt und unwirtlich war. Die Winternächte waren länger als der durchschnittliche Schlafbedarf, und so stellte sich zumindest in der dunklen Jahreszeit das im letzten Kapitel eingeführte biphasische Muster ein. Im Sommer dagegen wurde weniger, vor allem aber am Stück geschlafen.

Tageslicht ist erwiesenermaßen der zentrale Taktgeber für unseren Schlaf-Wach-Rhythmus. Naheliegend wäre da natürlich, dass das nicht nur für den 24-Stunden-Tag gilt, sondern auch für jahreszeitliche Schwankungen. Brauchen wir im Winter also mehr Schlaf als im Sommer? Ein bisschen, allerdings nicht sehr viel: Chronobiologe Till Roenneberg spricht von einem durchschnittlich zwanzig Minuten größeren Schlafbedarf im Winter, was wenig scheint, aber spürbar ist.

Sogar in unserer künstlich erleuchteten Welt haben Sonnenaufgang und Sonnenuntergang Einfluss auf unsere Schlafmuster. Roenneberg konnte belegen, dass Menschen in Ostdeutschland früher ins Bett gehen und aufstehen als jene im Westen des Landes. Er argumentiert, dass dies keine kulturellen, sozialisationsbedingten Gründe hat, wie man spontan vermuten könnte. (Schließlich war in der DDR ein sehr früher Arbeitsbeginn gängiger als in der Bundesrepublik.) Der Grund ist laut Roenneberg vielmehr der Sonnenstand: Am östlichsten Punkt Deutschlands wird es immerhin eine gute halbe Stunde früher hell als am westlichsten.

Zumindest in den Wintermonaten, das ergaben Roennebergs Untersuchungen, steht der Durchschnittsdeutsche an arbeitsfreien Tagen entsprechend des Längengrads auf, an dem er lebt – mit jedem Längengrad beträgt die Verschiebung circa vier Minuten. Dieser Effekt ist bei Landbewohnern stärker messbar als bei Städtern, auf die das künstliche Licht größeren Einfluss hat. Diese Erkenntnisse decken sich mit Forschungsergebnissen aus anderen Ländern, wie etwa Indien. Dort allerdings variiert aufgrund der Nähe zum Äquator die Tageslänge im Jahresverlauf nur wenig. Das gesellschaftliche Leben beginnt in Indien früher als in unseren Breitengraden, und die Aufwachzeiten sind ganzjährig von der Sonne beeinflusst – nicht nur im Winter, wie es bei uns der Fall ist, da unsere Sommernächte zu kurz sind, um auf ein normales Schlafpensum zu kommen. Denn natürlich gibt es bei der saisonalen Anpassung an die Sonne Grenzen – sonst würden sich etwa die bereits erwähnten Polarkreis-Anrainer im Sommer nie hinlegen und im Winter nicht mehr aufstehen.

Als Erklärung für unseren erhöhten Schlafbedarf taugen die winterlichen Lichtverhältnisse jedenfalls eher indirekt. Zwar haben wir gefühlt und tatsächlich ein etwas größeres Schlafbedürfnis. Das liegt allerdings vor allem daran, dass wir schlechter schlafen und entsprechend mehr Schlaf brauchen, um uns zu erholen. Der Lichtmangel lässt die Melatoninproduktion morgens langsamer abebben, zugleich setzt sie abends früher ein. Man hat im Verlauf eines Tages also mehr Melatonin im System als im Sommer, was sich negativ auf den Schlaf der nächsten Nacht auswirkt.

Hinzu kommt, dass durch den Lichtmangel im Winter der Kontrast zwischen Tag und Nacht verflacht, weshalb der nächtliche Schlaf weniger tief und erholsam ist – was wiederum dazu führt, dass man im Winter bisweilen tagsüber kaum richtig aufwacht. Um müde zu werden, muss man aber erst einmal wach und aktiv gewesen sein. So verbringen wir in den Wintermonaten viel Zeit in einer Grauzone. Im Sommer ist es umgekehrt: Auch wenn man zu wenig geschlafen hat, ist es leichter, durch den Tag zu kommen, weil das Sonnenlicht unserer Innenuhr die entsprechenden Signale gibt. Wenn wir also experimentieren wollen, wie viel Schlaf uns im Alltag tatsächlich guttut, ist der nächste Winterurlaub ein guter Zeitpunkt für einen solchen Selbstversuch – zumindest wenn wir uns tagsüber viele Lichtduschen holen, um für ein paar Stunden richtig wach zu werden.

Eulen und Lerchen

Häufig war bereits die Rede von Frühtypen und Spättypen, so genannten Eulen und Lerchen. Den meisten Menschen wird wohl spätestens im jungen Erwachsenenalter klar, in welche Richtung sie tendieren. Trotzdem verlieren erstaunlich viele durch die Zwänge des Alltags aus den Augen, wann sie eigentlich schlafen wollen.

Ein Taxifahrer etwa erzählte mir unlängst, dass es zehn Jahre gedauert habe, bis ihm bewusst wurde, dass es in seinem früheren Handwerkerjob das wochentägliche Aufstehen um fünf Uhr war, was ihm das Leben schwer machte. Seit zwei Jahren hat er seinen Taxischein und arbeitet nachts so lange, bis er müde wird. Er geht nun etwa eine Stunde früher zu Bett, als er früher aufgestanden ist. Körperlich und seelisch gehe es ihm viel besser – was ihn eindeutig zu einer starken Eule macht.

Ob man nun eine ausgeprägte Eule oder Lerche ist oder eher ins breite Mittelfeld mit einer leichten Tendenz in die eine oder andere Richtung fällt, ist ein Zusammenwirken von sozialen und genetischen Faktoren. Ein zentrales Eulen- oder Lerchen-Gen gibt es nicht, und die wenigsten Menschen sind ihrer genetischen Anlage nach extreme Chronotypen. Vielmehr können sie sich an die Anforderungen durch Beruf, Familie und Sozialleben anpassen.

Doch auch wenn sich etwa zwei Drittel der Bevölkerung im Mittelfeld wiederfinden: Die Zahl der starken Eulen steigt. Der Grund dafür ist unsere Lebensweise. Wie bereits erläutert, ist unserer inneren Uhr zufolge der Tag bei den wenigsten Menschen genau 24 Stunden lang, nachjustiert wird durch Tageslicht. Und weil wir davon immer weniger abbekommen, nehmen die extremen Ausprägungen zu. Natürlich sind davon auch Menschen mit lerchenhaften Tendenzen betroffen, deren Innenuhr etwas schneller läuft. Doch wie die Experimente im Dienste der

Chronobiologie gezeigt haben, tickt die innere Uhr bei den meisten ein wenig zu langsam. Es fällt also vielen Menschen leicht, länger wach zu bleiben, als ihnen guttut. Da die notwendige Nachjustierung zunehmend durch künstliches Licht gestört wird, wächst auch die Zahl der späten Chronotypen. Wenn es um uns herum nicht dunkel wird, hakt eben auch die Melatoninausschüttung, die uns überhaupt erst müde werden lässt.

Wir haben viel mehr Möglichkeiten als unsere Vorfahren, uns ein passendes Lebens- und Arbeitsmodell zu suchen – möglicherweise mit dem Resultat, dass wir uns für das entscheiden, was eine bestehende Tendenz verstärkt. Das betrifft nicht zuletzt die Wahl des Wohnorts: Eulen kommen in der Großstadt eher auf ihre Kosten als auf dem Land, schließlich gibt es da zahllose Angebote, um sich die Abende und Nächte zu vertreiben, wenn man nicht ins Bett will. Und dementsprechend auch mehr Jobmöglichkeiten für Menschen, die lieber in die Nacht hinein arbeiten, als früh aufzustehen.

Zugleich sind viele Menschen nachtaktiver, als es ihnen ihre eigentliche Disposition diktiert. Man würde viel verpassen, wenn man jeden Tag um 22 Uhr im Bett läge, unser Privatleben findet schließlich vor allem abends statt. Und hier wollen selbst chronisch müde Menschen besonders ungern Abstriche machen. Leider kann in unserer Gesellschaft nicht jeder nach seiner Schlaffaçon glücklich werden. Lerchen gelten im Freundeskreis oft als Spaßbremsen, weil sie beim geselligen Abendessen die ersten sind, die gähnen und zu Zeiten ins Bett wollen, zu denen sich ihre Freunde noch amüsieren.

Die Schlafbedürfnisse von Eulen dagegen liegen oft quer mit der Arbeitswelt. Nicht nur haben es Lerchen im Job oft leichter. Menschen, die den Morgen verschlafen, gelten zudem oft als faul, auch wenn sie abends produktiv werden, während der Rest der Bevölkerung schon im Couch-Potato-Modus ist. Allein der Begriff »Langschläfer«, mit dem Eulen gerne bedacht werden, ist irreführend, denn der Anteil der Menschen, die mehr Schlaf benötigen, und jener, die mit wenig auskommen, ist unter Eulen und Lerchen gleich verteilt. Jemand schläft nicht länger, nur weil er später damit beginnt und deswegen zu einer Uhrzeit noch im Bett liegt, zu der bei anderen schon der Arbeitstag begonnen hat.

Unterschiedliche Schlafgewohnheiten machen es schwer, Chronotypen miteinander zu vergleichen. Ist jemand, der um Mitternacht ins Bett geht, aber regelmäßig um sechs Uhr wach wird und mittags ein Schläfchen hält, eher ein Früh- oder Spättyp? Daher dient nicht der Zeitpunkt des Einschlafens beziehungsweise Aufwachens als Referenzpunkt, sondern die so genannte Schlafmitte. Wer von 23 Uhr bis 6 Uhr schläft, dessen Schlafmitte ist um halb drei nachts, was ihn zur Lerche macht. Wer dagegen von zwei bis zehn Uhr schläft, erreicht seine Schlafmitte morgens um sechs Uhr und ist daher eine Eule. Das breite Mittelfeld hat seine natürliche Schlafmitte zwischen drei und sechs Uhr – an arbeitsfreien Tagen.

Wie groß der Prozentsatz der extremen Chronotypen ist, darüber gehen die Meinungen auseinander. Paul Martin schätzt in *Counting Sheep*, seinem unterhaltsam-informativen Überblick über die Welt des Schlafens, dass etwa

10 Prozent der Bevölkerung ausgeprägte Eulen oder Lerchen sind. Till Roenneberg hält je ein Sechstel der Bevölkerung für starke Eulen und Lerchen und zwei Drittel für weitgehend normal getaktet. Für den Mainstream der Schläfer, die weder Eule noch Lerche sind, gibt es übrigens einen weiteren, der Vogelwelt entliehenen Begriff, auch wenn er kaum in den Volksmund eingegangen ist: »Goldammer« dürfen sich all die normal getakteten Schläfer nennen. Schließlich stimmt dieser Vogel erst kurz vor Sonnenaufgang sein Lied an, anders als etwa die Lerche, die bereits neunzig Minuten, bevor es hell wird, losträllert.

Roenneberg geht davon aus, dass man seine angeborene Tendenz um maximal zwei Stunden in die eine oder andere Richtung verschieben kann, ohne seiner inneren Taktung Gewalt anzutun. Ein bisschen anpassen kann man sich also durch entsprechende Lebensführung, seine Natur völlig umkrempeln jedoch nicht. Der Chronobiologe glaubt, dass keine genetische Lerche dauerhaft als Eule leben kann, ohne dafür einen gesundheitlichen Preis zu bezahlen – oder umgekehrt. Daher wird eine ausgeprägte Eule im Lehrerberuf ebenso wenig glücklich wie eine Lerche als Theaterschauspieler.

Im Herbst 2014 stellte der russische Schlafforscher Arkady Putilov die Ergebnisse einer Studie vor, in der er zwei weitere Schlaftypen identifiziert hatte: solche, die sowohl abends als auch morgens fit sind (aber trotzdem durchschnittlich viel Schlaf brauchen, etwa siebeneinhalb Stunden), und solche, die zu beiden Zeiten müde sind, dafür aber in der Tagesmitte fitter als die anderen. Die komplexe

Wirklichkeit lässt sich eben auch hier nicht in ein binäres System pressen.

Doch wie viele Chronotypen es gibt, ist letztlich zweitrangig. Die Forderungen, die man daraus ableiten kann, bleiben die gleichen: Die gesellschaftlichen Strukturen, allen voran in Arbeitswelt und Schule, sollten flexibler gestaltet werden, damit niemand dauerhaft gegen seine innere Uhr leben muss.

Wem nützt das gemeinsame Schlafzimmer?

So sehr die Meinungen von Schlafforschern in vielen Aspekten auch auseinandergehen, zumindest in diesem einen Punkt sind sie sich deutlich einiger als sonst: Wer ruhig schlafen will, der sollte sich – allen Ausführungen zu den verschiedenen Konstellationen in Kapitel 2 zum Trotz – allein betten. Dennoch vermissen Menschen ihren Partner kaum so sehr wie im gemeinsamen Bett. So nah wie zwischen den Laken sind Paare einander selten, auch wenn man die sexuelle Komponente außen vor lässt. So zumindest lautet die gesellschaftlich akzeptierte Erzählung, was dazu führt, dass längst nicht alle Paare, die separat schlafen, sich zu getrennten Betten bekennen. Es ist also gar nicht so einfach, festzustellen, wie wirklich geschlafen wird.

Schlaf ist eben eine störanfällige Angelegenheit. Bei Frauen ist die Nachtruhe zudem durch den monatlichen Zyklus, der nicht zuletzt die Körpertemperatur beeinflusst, Schwankungen unterworfen. Und später sorgen die

Wechseljahre für hormonelles Chaos. Jede zweite Frau schläft in dieser Phase vorübergehend schlechter.

Probleme können auch entstehen, wenn sich eine Eule und eine Lerche ein Bett teilen. Schließlich neigt man in Beziehungen dazu, sein Verhalten aufeinander abzustimmen. So ist eine Lerche, die sich mit einer Eule das Bett teilt, vielleicht geneigt, der Eule zuliebe später ins Bett zu gehen – und torpediert ein paar Stunden später das Ausschlafen der Eule.

Wie bei vielen geschlechtsspezifischen Arrangements zahlt vor allem der weibliche Teil der Bevölkerung dem Frieden zuliebe drauf – zumindest wenn man einer Studie aus dem Jahr 2006 glaubt. Ein Team um den Verhaltensbiologen John Dittami an der Universität in Wien fand heraus, dass Frauen ohne einen Mann in ihrem Bett besser schlafen. Nicht nur sind es Männer, die eher schnarchen, sie bewegen sich auch stärker. Vor allem wenn ein Paar sich eine Matratze teilt, entgehen einem die Bewegungen des anderen nicht. Und Frauen nehmen diese Störungen stärker wahr, was Dittami auf entwicklungsgeschichtliche Gründe zurückführt. Schließlich teilten Frauen sich in der langen Menschheitsgeschichte vor allem mit ihren kleinen Kindern ein Bett, da diese in der Nacht häufiger nach ihrer Mutter verlangten. Das Doppelbett für Paare ist dagegen eine eher neue Erfindung. Lange Zeit haben wir nicht nur in der Nähe unseres Partners geschlafen, sondern uns mit der ganzen Sippe ein Bett oder ein Schlafzimmer geteilt. So oder so: Das Teilen eines Betts hat eine emotionale Komponente, die dafür sorgt, dass viele ihren Bettpartner nicht als den Störenfried sehen, der er vermutlich ist, und sich immer noch lieber zu zweit hinlegen, als allein zu schlafen. Jedoch scheint sich vor allem der Mann über das gemeinsame Schlafzimmer freuen zu können, weil er im Geschlechtervergleich der weniger sensible Schläfer ist.

Unterschiedliche Bedürfnisse bei Alt und Jung – und keinen kümmert es

Es war bereits die Rede davon, wie sehr sich unser Schlaf im Laufe des Lebens verändert. Im ersten Lebensjahr verschlafen wir etwa drei Viertel eines Tages, bis zu 18 Stunden. Im Kindergartenalter sind es immerhin elf bis 13 Stunden, und sogar Teenager brauchen noch etwa zehn Stunden. Jugendliche neigen außerdem dazu, die Nacht zum Tag zu machen, daher morgens kaum aus dem Bett zu kommen und somit die ersten Schulstunden schlaftrunken zu verdämmern.

Keine andere Altersgruppe leidet unter einem so massiven Schlafmangel wie Teenager. Dabei ist es keine Frage des fehlenden guten Willens, dass sie abends nicht zeitig ins Bett gehen, sondern der Hormone: Die Produktion von Melatonin beginnt bei Jugendlichen etwa neunzig Minuten später als beim durchschnittlichen Erwachsenen. Auch von oben verordnete Bettzeiten helfen kaum: Bereits 1987 belegte eine Studie, dass französische Rekruten an massiver Tagesschläfrigkeit leiden – und das obwohl sie streng regulierten Ruhezeiten folgen.

Leider haben diese Erkenntnisse wenig Einfluss auf die gesellschaftlichen Institutionen, die uns durchs Leben begleiten, etwa die Schule. Da der Unterricht in der Regel bereits zwischen sieben und acht Uhr am Morgen beginnt, haben Teenager-Eulen hierzulande einen massiven Schlafmangel. Dazu kommt in ländlichen Gebieten bisweilen noch ein langer Anfahrtsweg: Manch ein Oberschüler quält sich also tatsächlich schon um halb sechs oder früher aus den Federn. Das wiederum könnte mitverantwortlich sein für ihr apathisches Verhalten, das viele Lehrer zur Verzweiflung treibt.

Bei vielen unserer europäischen Nachbarn beginnt die Schule deutlich später, doch hierzulande wird am frühen Schulbeginn festgehalten. Seine Wurzeln hat er in einer Zeit, in der Jugendliche als kleine Erwachsene galten und erwartet wurde, dass sie nachmittags im Betrieb der Eltern oder auf dem Hof mithalfen oder anderweitig arbeiteten. Heutzutage gibt es wenig gute Gründe für einen frühen Schulbeginn, außer dass der sich besser mit den Arbeitszeiten der Eltern verträgt. Und dass die aufgrund ihres oft höheren Alters wieder lerchenhafteren Lehrer ihren Arbeitstag gerne früh beenden wollen. Natürlich geht der Unterricht bei einem späteren Start entsprechend länger, in vielen Ländern sind Ganztagsschulen die Regel.

Zudem sind viele Schulen hierzulande nicht so ausgestattet, ihre Schüler über Mittag zu verpflegen. Es wäre also eine grundlegende Reform des Schulbetriebs nötig, um ihn chronobiologisch sinnvoller zu gestalten. Richtig wäre sie trotzdem, schließlich wurde die Institution Schule nicht für die Lehrer geschaffen, sondern für die Schüler, die dort fürs Leben lernen sollen – was mit müden Gehirnen nur sehr schwer gelingt.

Der Spiegel berichtete im Sommer 2013 begeistert von einer Schule in London, in der der Unterricht neuerdings um zehn Uhr beginnt – mit erstaunlichen Ergebnissen: bessere Leistungen, weniger Konflikte, weniger Schwänzen. Dass die Schüler dafür bis in den späten Nachmittag bleiben und abends noch die Hausaufgaben machen müssen, stört zumindest die Jugendlichen nicht. Ins Bett zieht es sie sowieso erst nach Mitternacht.

Und wie verhält es sich mit dem Schlaf im Alter? Stark vereinfacht lässt sich feststellen, dass der Mensch im Laufe seines Lebens vom Früh- zum Spät- zum Frühaufsteher wird – natürlich immer im Rahmen der ihm angeborenen Disposition.

Die Vorstellung, dass alte Menschen weniger Schlaf brauchen, ist weit verbreitet, auch wenn Experimente darauf hinweisen, dass der Schlafbedarf gleich hoch bleibt. Fakt ist allerdings, dass auch gute Schläfer mit höherem Alter oft zu schlechteren Schläfern werden, insbesondere was ihren Nachtschlaf betrifft: Er wird fragmentarischer und flacher, die Schlafqualität leidet. Ältere Menschen gehen früher ins Bett als junge Erwachsene, was dazu führt, dass auch die Eulen unter uns in späteren Jahren lerchenhafte Tendenzen entwickeln. Oft holen sie den Schlaf, der ihnen nachts fehlt, tagsüber in Form von Nickerchen nach – was sich dann wiederum negativ auf ihren nächtlichen Schlafdruck auswirkt.

Das Verhältnis der Zeit, in der wir tatsächlich schlafen, und der im Bett verbrachten Zeit wird als Schlafeffizienz bezeichnet. Im höheren Lebensalter werden die Aufwachereignisse, so genannte »Arousals« häufiger, die

Schlafeffizienz nimmt ab. Außerdem ist bei älteren Menschen der Tiefschlafanteil meist geringer. Bisweilen stellt sich bei ihnen ein biphasisches Schlafmuster ein, wie es unsere Vorfahren in langen Nächten erlebten. Das nächtliche Wachliegen wird oft als Schlafstörung wahrgenommen, ist aber eine natürliche Entwicklung und kein Grund zur Beunruhigung.

Es gibt auch hier keine Richtwerte, die für jeden gelten. Doch auf seine Schlafhygiene achten sollte man im Alter ebenso wie in jüngeren Jahren, in denen man möglicherweise noch stärker vom Alltag beansprucht und entsprechend leichter rechtschaffen müde wird. Vom Erholungswert des Schlafes profitiert man schließlich in jedem Lebensalter. Auf keinen Fall benötigen Alte so wenig Nachtschlaf, wie der unschöne Ausdruck »senile Bettflucht« glauben lässt. So lohnt es sich auch im Alter, darüber nachzudenken, wie man seine Schlafrituale modifizieren kann. Schließlich ist ausreichender Schlaf die beste Anti-Aging-Medizin.

Auf dem Campingplatz

Langsam kommt die Sonne übers Wasser gekrochen und vertreibt den Dunst, der an diesem Septembermorgen über der Havel hängt. Toll ist das allein schon deshalb, weil ich solche Momente eigentlich nur von Fotos kenne. Im echten Leben erlebe ich die frühen Stunden selten, zumindest nicht in meinem Berliner Alltag – noch am ehesten, wenn ich nach einer durchgemachten Nacht nach Hause komme.

Die Stimmung am Morgen kenne ich eher aus Urlauben an Orten, die nicht so ausgeleuchtet sind wie unsere Städte, in der weniger entwickelten und weniger elektrifizierten Welt. Im Sommer reicht mitunter schon ein verlängertes Wochenende in der brandenburgischen Provinz, um mich anders zu takten. Man hat einen guten Teil des Tages draußen verbracht, gerade erst ist es dunkel geworden und schon gähnt man. Um halb elf dann endlich: bettwärts! In solchen Momenten erkenne ich mich selbst kaum wieder. Schließlich bin ich normalerweise eine eindeutige Eule.

Und eine solche war ich schon immer: Meine Eltern habe ich nicht einmal als Dreijährige morgens geweckt, es war immer umgekehrt. Oft genug habe ich es nicht vor der Mittagspause in den Kindergarten geschafft, und abends wurde ich nicht quengelig, sondern produktiv. Schon im Vorschulalter sagte mein Vater, dass ich später wohl einmal als Bardame arbeiten müsse. Das klang abenteuerlich, schließlich hatte ich noch keine Bar von innen gesehen.

Ich weiß nicht, ob meine Eltern mehr als nur halbherzige Versuche unternommen haben, mir eine andere Taktung nahezubringen, und gescheitert sind. Solange ich friedlich in der Ecke saß und ein Bild malte, gab es aus ihrer Sicht eigentlich wenige Gründe zur Intervention. Ich erinnere mich noch gut, wie perplex meine Zahnärztin war, als ich ihr im Alter von zehn Jahren auf ihren Vorschlag, meine Mutter solle vor dem Zubettgehen die Position meiner Zahnspange überprüfen, erklärte, dass meine Mutter meistens vor mir im Bett liegt.

Spätestens in der Pubertät wurde der frühe Schulbeginn zur Qual. Wohl motiviert von diesen müde verbrachten Jahren, habe ich es im Laufe meines Erwachsenenlebens geschafft, meine Arbeit meinem Chronotyp anzupassen. Ich arbeite freiberuflich, meine Freunde und die meisten Arbeitskontakte respektieren, dass ich vor elf Uhr nicht angesprochen werden will. Und notfalls lässt sich ja immer noch das Telefon stummschalten.

Auf meine persönliche Lebenssituation trifft zum Glück nicht zu, was mir als standardisierte Antwort nach Ausfüllen des durchaus lohnenswerten Online-Fragebogens des Münchner Zentrums für Chronobiologie angeboten wird (www.euclock.org):

> Die meisten Menschen, die wie Sie zu den extremen Spättypen gehören, leiden unter der Arbeitswoche an großem Schlafmangel, da die innere Uhr das Signal zum Einschlafen erst sehr spät gibt. Bevor sie dann der Wecker aus dem Schlaf reißt, haben sie meist noch nicht lange genug geschlafen und müssen dies am Wochenende oder durch Mittagsschlaf wiedergutmachen. Manche Ihrer Mit-Chronotypen verschlafen die Hälfte ihrer freien Tage.

Unter schlimmem Schlafmangel leide ich jedenfalls nicht. Doch als kinderlose Freiberuflerin in einer nachtaktiven Stadt wie Berlin hat man es sicher leichter als so manche Eulen andernorts. Dass ich über meine Arbeitszeiten an den meisten Tagen selbst bestimmen kann, ist ein großer Vorteil, der für manches Problem entschädigt, das dieses unstabile Beschäftigungsmodell mit sich bringt.

Will ich vor ein Uhr ins Bett finden, muss ich mir gut zureden und scheitere selbst an diesem Ziel oft genug. Egal, wie müde ich vorher war: Kurz vor Mitternacht kriege ich immer einen Schub, lese, mache etwas in der Küche, schaue Versäumtes in der Mediathek, lasse mich vom Sog des Internets anziehen oder die Fernbeziehung ruft per Skype. Und wenn ich einmal vor zehn Uhr rausmuss, stelle ich mir sicherheitshalber einen Wecker. Im Winter, wenn durch den Vorhang kein Licht kommt, kann es durchaus auch mal elf Uhr werden, bis meine innere Uhr mich weckt.

Trotzdem wäre es hilfreich, regelmäßig ein bisschen früher aufzustehen, allein schon, um nicht immer mit Termindruck aus dem Bett zu fallen. Bei der Frage, wie ich mich neu konditionieren könnte, kommt ein Experiment, das Kenneth Wright an der Universität von Colorado im Dienste der Schlafforschung durchführte, gerade recht: Kann ich mich tatsächlich neu eintakten, wenn ich mich ein paar Nächte lang von elektrischem Licht fernhalte?

Mit acht Versuchsteilnehmern – ihr Durchschnittsalter war dreißig Jahre, in ihrem städtischen Alltag waren einige Eulen und andere Lerchen – ging Wright eine Woche lang in den Rocky Mountains zelten. Künstliches Licht, auch in Form von Taschenlampen, war tabu. Dementsprechend schnell veränderten sich die Schlafrhythmen der Probanden. Nach einer Woche hatte sich ihre innere Uhr – abzulesen nicht nur an ihren Schlafenszeiten, sondern auch am Melatoninspiegel in ihrem Blut – an den Rhythmus der Sonne angepasst. Vermutlich war es nicht nur die frühe Dunkelheit, die auf den Schlaf-Wach-Rhythmus wirkte, sondern auch der Umstand, dass die Teilnehmer etwa vier Mal so viel Tageslicht abbekamen wie in ihrem Alltag. Dadurch wurden sie morgens richtig wach – eine Voraussetzung, um abends wieder müde zu werden.

Doch wie verträgt sich nicht mein Urlaubs-Ich, sondern mein ganz normaler Alltag mit einem von der Sonne gelenkten Schlaf-Wach-Rhythmus? Um das herauszufinden, ziehe ich für eine normale Arbeitswoche auf einen hübschen Zeltplatz im Vorort Hohengatow, betrieben vom Berliner Camping Club, in bester Havellage und mit öffentlichen Verkehrsmitteln gut zu erreichen – allzu kompliziert soll der Weg zu Terminen schließlich nicht sein. Als Zeitpunkt wähle ich eine Woche im späten September aus, wo die Nächte in etwa so lang sind wie die Tage. Es soll schließlich nicht schon morgens um halb sieben kochend heiß im Zelt werden.

Laut Geschäftsstelle hat der Zeltplatz noch bis Anfang Oktober geöffnet, doch ans Telefon geht tagelang niemand. Egal, wird schon passen, Zelt und Schlafsack eingepackt, mit U-Bahn und Bus dauert es nicht einmal eine Dreiviertelstunde bis ans Westufer der Havel. Und tatsächlich passt es ziemlich gut: Der Campingplatz ist angenehm ausgestorben und naturnah. Keine jugendlichen Partytouristen haben in der Nachbarschaft ihr Zelt aufgeschlagen, und anders als in vielen Anlagen gibt es hier kaum Lichtquellen. Auf dem Nebenplatz, wo ich mein Zelt aufbaue, schon gar nicht.

Hier ist es bald nach Sonnenuntergang wirklich finstere Nacht. Damit die ihre Wirkung entfalten kann, bleibt natürlich auch der Laptop nach 20 Uhr aus. Ganz so streng wie die Probanden in Wrights Versuch gehe ich allerdings nicht vor. Die durften sich abends einzig und allein vom Lagerfeuer Licht spenden lassen. Ich habe dagegen eine kleine Solarlampe im Gepäck, zur Orientierung nach Anbruch der Dunkelheit. Auch analoges Lesen und Telefonieren sind erlaubt. (Mein Handy ist allerdings ein Knochen aus dem letzten Jahrzehnt und kein Smartphone, mit dem man schnell noch einmal einen Blick in seine E-Mails werfen könnte.)

Am ersten Tag leistet mein Freund noch Beistand, langweilen muss ich mich also nicht. Für unsere Verhältnisse gehen wir trotzdem früh schlafen, kurz nach 23 Uhr. Am nächsten Morgen ist es verdammt warm im Zelt. Es ist bereits zehn Uhr, gut zehneinhalb Stunden haben wir geschlafen, ohne nur ein einziges Mal aufzuwachen. Da gab es offensichtlich ein Defizit auszugleichen, obwohl es sich gar nicht so angefühlt hat.

Nachmittags zwingt mich ein Termin in die Stadt, abends geht es zurück auf den Zeltplatz – dieses Mal allein. Im Ort angekommen, fällt mein Blick gleich an der Bushaltestelle auf ein Schild. Die Vorortkneipe wirbt mit der Übertragung eines spannenden Fußballspiels im Biergarten. Als ich schon vor dem Eingang stehe, fällt mir ein: Fernsehen ist ja auch elektrisches Licht, auch noch von der bösen, weil wachmachenden Sorte. Diesen Programmpunkt muss ich mir wohl verkneifen. Also schnell auf den Zeltplatz. Gerade erst ist die Sonne untergegangen, und schon ist es stockfinster. Dass es so dunkel sein kann! Kaum habe ich ein bisschen auf den nächtlichen Fluss geguckt und mit dem Lämpchen gelesen, schon döse ich weg.

Am nächsten Morgen habe ich um zehn Uhr einen Termin in der Stadt. Normalerweise würde es mich stressen, so früh aufzustehen, doch hier gelingt es ziemlich leicht. Ein kurzes Abtauchen in den Fluss vertreibt die Restmüdigkeit. Ein tolles Gefühl, zu einem »frühen« Termin gefrühstückt und ausgeruht zu erscheinen – und das, obwohl der Anfahrtsweg von hier aus länger ist. Mein vom Sonnenlicht dirigiertes Leben groovt sich gut ein. Tagsüber arbeite ich in der Bibliothek, bei Auftraggebern oder auf der im September schon sehr ausgestorbenen Liegewiese, kurz nach Anbruch der Dunkelheit finde ich mich auf dem Zeltplatz ein.

Innerhalb einer Woche werde ich zwar nicht zur Lerche, aber bin doch eine deutlich moderatere Eule. Zwischen elf Uhr und Mitternacht zieht es mich in die Horizontale, gegen acht, halb neun stehe ich auf. Ein Frühaufsteher werde ich auch in der Natur nicht. Das deckt sich mit den Ergebnissen, zu denen Kenneth Wright mit seinen Probanden kam. Deren chronobiologische Neigung blieb während des Experiments erhalten. Die Eulen gingen nach wie vor etwas später ins Bett als die Lerchen, doch die Extreme waren deutlich weniger ausgeprägt. Unterscheidet sich eine Eule von einer Lerche unter natürlichen Lichtbedingungen um zwei Stunden beim Aufstehen oder Zubettgehen, sind es bei künstlichem Licht mitunter bis zu fünf.

Die ganze Woche scheint die Sonne, und das nur halbdigitale Leben am Fluss fühlt sich gut an. Ich würde gerne noch bleiben, doch nach Ablauf der Woche zwingen mich Verpflichtungen, die das tägliche Pendeln zu umständlich machen würden, zurück in meine Wohnung. Ich zögere den Aufbruch möglichst lang hinaus und bin erst am späten Abend daheim. Der nächste Morgen läutet einen der Tage ein, vor denen es mir immer bereits am Abend vorher graut, weil ich um sieben, spätestens halb acht rausmuss – sonst definitiv nicht meine Zeit. Den Verlockungen des Internets kann ich zumindest am ersten Abend weitgehend widerstehen. Um elf Uhr lege ich mich mit einem Buch ins Bett, eine gute halbe Stunde später fallen mir die Augen zu.

Am nächsten Morgen gelingt mir das Aufstehen so leicht wie selten zuvor. Nach drei Tagen ist der Effekt allerdings gänzlich verpufft, zu groß ist die Macht der Gewohnheit. Ich müsste mich wahrscheinlich über Wochen nicht allzu spät und mit einem langweiligen Buch ins Bett legen, um meine durchschnittliche Einschlafzeit um ein oder zwei Stunden vorzuziehen. So bleibt von meinem Ausflug auf den Campingplatz erst einmal nur die Gewissheit, dass es möglich ist, sich zumindest ein bisschen anders zu takten. Und dass dies im Alltag mit all seinen Ritualen und Gewohnheiten nicht so einfach ist. Ich bin nun mal gerne nachts wach. Man kann eben nur einen Tod sterben.

Sozialer Jetlag

Viele vom Bevölkerungsdurchschnitt abweichenden Chronotypen leiden an einem Zustand, für den Till Roenneberg die Bezeichnung »sozialer Jetlag« geprägt hat. Gemeint ist die für viele zum Dauerzustand gewordene Qual, dass die eigene Uhr anders geht als die Uhren des gesellschaftlichen Umfelds. Doch nicht nur extreme Chronotypen sind von einem Dauer-Jetlag betroffen, sondern auch Menschen mit »normalem« Chronotyp, die im Schichtdienst arbeiten. Verschobene Rhythmen sind kein Minderheitenphänomen. Laut Roenneberg ist der jeweilige Arbeitsbeginn für etwa 60 Prozent der Deutschen zu früh, »bis zu 80 Prozent [leiden] unter einer Diskrepanz zwischen der inneren Uhr und den Anforderungen aus frühem Schulbeginn, Arbeit und auch Freizeitstress«.

Mit gelegentlichem Ausschlafen lässt sich nach Einschätzung des Chronobiologen der Schaden jedoch nicht bereinigen. Ein sozialer Jetlag hat gesundheitliche Folgen, über den Umstand hinaus, dass die kognitive Leistung akut unter zu wenig Schlaf leidet. So arbeiten zum Beispiel unsere Organe, wie bei einem echten Jetlag, nicht richtig zusammen, was ein Grund für Unwohlsein sein kann. Hinzu kommt, dass mit Alkohol, Nikotin oder Koffein nachgeholfen wird, um zu den sozial kompatiblen Zeiten müde oder wach zu sein. »Je stärker der soziale Jetlag, desto mehr greifen Individuen nach Stimulanzien«, erklärt Roenneberg. Menschen, die unter einem sozialen Jetlag leiden, sind viel häufiger Raucher – das gilt insbesondere für Schichtarbeiter. Durch die mit dem bereits erwähnten Online-Fragebogen zusammengetragenen Daten – die demnächst durch das Human Sleep Project in neue Zusammenhänge gestellt werden könnten – wurde nachgewiesen, dass ein sozialer Jetlag auch ein Grund für Übergewicht sein kann. Andere illegale Stimulanzien oder auch sedierende Drogen (zu denen gegriffen wird, wenn sich gerade mal ein Zeitfenster zum Schlafen bietet, man aber gar nicht müde ist) werden in diesen Studien meist nicht erwähnt. Doch es ist davon auszugehen, dass sie in Bereichen, in denen es dazugehört, sein Schlafbedürfnis permanent zu ignorieren – ob man nun als DJ oder Banker arbeitet –, verbreitet sind.

Doch genug der schlechten Nachrichten: Hat man erst einmal ein Bewusstsein dafür entwickelt, wie fremdbestimmt der eigene Rhythmus sein kann, lassen sich durchaus Strategien finden, damit umzugehen. Die Mittel, mit denen man den sozialen Jetlag mildern kann, stehen genau wie jene, mit denen man einen normalen Jetlag bekämpft, immer und überall zur Verfügung: Wer Schwierigkeiten hat, morgens wach zu werden, tut gut daran, sich gleich nach dem Aufstehen dem Tageslicht auszusetzen. Tageslicht als Energiespender hilft auch all jenen Lerchen, die in der Abendvorstellung im Kino die spannendsten Momente häufig verschlafen. Und wenn die Sonne auf dem Weg ins Kino schon untergegangen ist, ist man vielleicht mit einer künstlichen Lichtdusche vorab gut beraten.

Schlafkonto

Dem ein oder anderen mag die Situation bekannt vorkommen: Im Kurzurlaub darf man für einige wenige Tage ausschlafen und tut das auch. Statt der gewohnten sieben verschläft man jede Nacht neun Stunden. Und wird von Tag zu Tag müder. Am Ende einer freien Woche fühlt man sich noch erschöpfter als im Arbeitsleben. Zu viel Schlaf tut also auch nicht gut, denkt man sich da.

Dass wir am Wochenende oder im Urlaub versuchen, versäumten Schlaf nachzuholen, ist naheliegend. Schließlich führt unser Körper eine Art Schlafkonto. Und dieses wird eigentlich in jeder Nacht mit Schulden belastet, in der wir uns von einem Wecker aus dem Schlaf reißen lassen – weswegen Schlafmediziner gerne fordern, Wecker ganz abzuschaffen. Verkompliziert wird der Umgang mit Schlafschulden dadurch, dass ein jeder erst einmal herausfinden muss, welches individuelle Schlafbedürfnis er oder sie hat. Und so sorgen Situationen wie ein Kurzurlaub erst einmal für Verwirrung, schließlich erhöhen sie den Schlafbedarf vorübergehend – ohne direkt spürbaren Nutzen. Man hat schließlich etwas nachzuholen.

Ein Urlaub, sofern er nicht allzu kurz ist, lässt sich aber nicht nur dazu nutzen, das Konto wieder auszugleichen. Systematisches Ausschlafen kann den Nebeneffekt haben, dass man seinen tatsächlichen Schlafbedarf ermittelt, sofern man das Ausschlafprogramm für mindestens zwei oder drei Wochen durchhält. Um das zu erreichen, dreht man sich jeden Morgen einfach noch einmal um und hängt eine oder zwei Schlafeinheiten an – wie es auch die Versuchsteilnehmer von Thomas Wehr taten, die in dem in Kapitel 2 beschriebenen Experiment zu Beginn etwa elf Stunden ihrer 14-Stunden-Nächte verschliefen. Schließlich wachen viele Menschen aus Gewohnheit früh auf, auch wenn sie noch nicht ausgeschlafen sind. Nach etwa zwei Wochen sollte man seine Defizite ausgeglichen und sich eingependelt haben – und zumindest ungefähr wissen, ob man zu den Menschen gehört, die sieben Stunden brauchen oder doch eher achteinhalb. Die persönliche

Schlafkontoführung fällt so leichter. Man kann Lebensgewohnheiten überprüfen und sich gegebenenfalls an den Abbau seiner Schulden machen.

Die meisten Menschen versuchen intuitiv, ihr Schlafkonto auszugleichen, indem sie am Wochenende länger schlafen. Doch wie schon erwähnt: Es ist davon auszugehen, dass dies nicht ausreicht. Till Roenneberg steht mit diesem Standpunkt unter Schlafforschern keineswegs allein da. Wie die innere Kontoführung genau abläuft, darüber gehen die Meinungen der Experten allerdings auseinander: Muss man seine Schulden wirklich eins zu eins ausgleichen oder reicht es, einen Teil der versäumten Schlummerstunden nachzuholen? Ebenso umstritten ist die Frage, ob das so genannte »Binge Sleeping«, also das exzessive Nachschlafen an arbeitsfreien Tagen, einen nachhaltigen Erholungswert hat. Und wie lange man Schlafschulden anhäufen kann, bis man die Folgen zu spüren bekommt. Sicher ist, dass Rainer Werner Fassbinders Diktum vom Schlaf, den man sich holen kann, wenn man tot ist, nicht dahingehend variierbar ist, dass man im Alter nachholen kann, was man in jungen Jahren verpasst hat. Eher hat man im Alter auszubaden, was man als junger Mensch an Nachtruhe versäumt hat. Nicht umsonst wird ein Zusammenhang zwischen chronischem Schlafmangel und Alzheimer oder anderen alterstypischen Krankheiten wie Diabetes vermutet.

Übrigens funktioniert der Kontoausgleich nur dann, wenn bereits ein Minus angefallen ist. Vorschlafen kann man höchstens für die kommende Nacht, und nicht schon im Urlaub für die nächste Stressphase. Besser ist es also, man geht Schlafschulden an, indem man sich jede Nacht ein Mützchen mehr Schlaf gönnt – damit ein dickes Minus überhaupt nicht erst entsteht. Denn auch wenn viele Menschen anderer Meinung sind und die Selbsteinschätzung einem in diesem Punkt gerne etwas in die Tasche lügt: An zu wenig Schlaf gewöhnt man sich nicht, allenfalls an das Gefühl von Müdigkeit. So nehmen zwar die kognitiven Fähigkeiten bei weiterem Schlafentzug auch weiter ab, doch müder wird man deswegen nicht. Die an chronischen Schlafmangel gekoppelten Einschränkungen bleiben bestehen, nur geht unser Gefühl dafür verloren.

Das wies zum Beispiel der an der Universität in Pennsylvania forschende David Dinges nach, indem er drei Versuchsgruppen über zwei Wochen unterschiedlich lang schlafen ließ – vier, sechs oder acht Stunden. Bei den Wenigschläfern nahm die Denkleistung zwar rapide ab, doch ihre Müdigkeit nahmen sie immer weniger wahr. Die Symptome und Einschränkungen sind bei einem chronischen, über einen gewissen Zeitraum aufgebauten Schlafdefizit ähnlich wie nach einer oder zwei durchwachten Nächten – nur dass man eben langsam an diesen Zustand herangeführt wird, sich peu à peu daran gewöhnt und sich deshalb wohl nicht so mies fühlt.

Die Spannbreite dessen, was in Sachen Schlaf als normal gilt, ist groß: alles zwischen sechs und neun Stunden. Man muss einfach selbst herausfinden, in welche Kategorie man fällt. Es gibt Menschen, die noch mehr oder weniger brauchen, allerdings sind es an beiden Enden des Spektrums sehr wenige. Die Wahrscheinlichkeit, dass man nur vier oder fünf Stunden Schlaf benötigt – und an mehr ist in bestimmten »Leistungsträgerberufen« gar nicht zu denken –, ist ausgesprochen gering. Thomas Roth, Leiter des Henry Ford Sleep Disorders and Research Center, brachte dies sehr treffend auf den Punkt: »Der prozentuale Anteil an der Bevölkerung, der weniger als fünf Stunden Schlaf pro Nacht braucht, beträgt – auf eine ganze Zahl aufgerundet – null.«

Wir schlafen so vielseitig, wie wir wachen

Wir alle müssen schlafen – so viel ist klar. Wie wir dieses Bedürfnis ausleben, ist jedoch von unserer genetischen Disposition, unserem Alter und unseren aktuellen Umständen geprägt: von den Familien- und Wohnverhältnissen, von unserem Arbeitsumfeld und unserem Lebensstil. Der Schlaf bleibt über die Jahre und Jahrzehnte nicht statisch. Immer wieder müssen wir aufs Neue austarieren, welche Schlafgewohnheiten die richtigen für uns sind. Dabei sollten wir vor allem eines nicht aus den Augen verlieren: wie wichtig ausreichende Dosen Tageslicht für unsere innere Taktung sind.

4.
Wie finden wir den Schlaf?

Es ist offensichtlich: Schlaf tut gut. Bestätigen kann das wohl jeder aus eigener Erfahrung, für diese Erkenntnis muss man keine Studien und Experimente bemühen. Und doch hat der Schlaf kein gutes Image. Nicht einmal ein cooles. Selbst bei jenen, die einer Zeit-ist-Geld-Mentalität zumindest ein bisschen kritisch gegenüberstehen: »Wer schläft, kann nichts verändern«, plakatierte zum Beispiel ein sich sonst gerne progressiv und nachhaltig gebender Limonadenhersteller im Sommer 2014 in der ganzen Republik, um ein stimulierendes Teegetränk zu bewerben.

Die Angst, dass uns der Schlaf Wichtiges verpassen lässt, ist weit verbreitet. Unternehmer glauben, dass über ihnen das Damoklesschwert schwebt, »Entwicklungen zu verschlafen«. Dazu passt, dass viele Menschen es beklagenswert finden, dass sie ein Drittel oder (wenn sie zu den Wenigschläfern gehören) zumindest ein Viertel ihrer Lebenszeit schlafend verbringen – und diese Zeit als verloren empfinden. Dabei ist es doch eigentlich umgekehrt: Wer ausgeschlafen ist, hat mehr vom Leben. Gerade Menschen, die ihre Tage sehr vollpacken, profitieren davon, wenn sie dem Schlaf die Zeit geben, die er fordert. Insbesondere für »Kopfarbeiter«, also all jene unter uns, deren Arbeitsalltag »große Verstandesleistungen« und Kreativität fordert, ist es laut Neurobiologe Peter Spork wichtig, dem Gehirn ausreichende Regenerationsphasen zuzugestehen.

Jede Nacht aufs Neue schalten wir ab. Wie eine Naturgewalt übernimmt der Schlaf die Regie und knipst das Bewusstsein aus. Er überspült jeden, der einigermaßen gut schläft, wie eine Ozeanwelle, um ihn dann ein paar Stunden später wieder auszuspucken. Doch wie viel Raum wir dem Schlaf letztendlich geben, wie wichtig und lebensbereichernd wir ihn finden, ist gesellschafts- und epochenabhängig – wie etwa der Rückblick auf die Zeit vor Erfindung des elektrischen Lichts gezeigt hat. Auch wie wir Nacht für Nacht schlafen, ob nun beispielsweise mono- oder polyphasisch, ist ein Produkt unserer Lebensumstände. Schlaf ist ebenso Kultur wie Natur – auch wenn sich eine erholsam verbrachte Nacht eher nach einer Aussöhnung mit unserer Natur anfühlt als wie ein Verhalten, das sozial konditioniert ist. So nah wie im Schlaf sind wir uns selten – paradoxerweise wohl genau deshalb, weil wir für ein paar Stunden Ruhe vor unseren ewig ratternden Gehirnen haben.

Im Always-On-Modus

Unser Umgang mit dem Schlaf offenbart, wie wir unsere Prioritäten setzen, wie wir unsere Zeit einteilen, wie wir individuelle Bedürfnisse und äußere Zwänge in Einklang bringen, kurzum: welche Work-Life-Balance – um diesen Modebegriff zu bemühen – wir anstreben.

Verbindliche soziale Strukturen, die vorgeben, wann wir arbeiten und wann wir ruhen, sind im Begriff, sich aufzulösen. Einen gesunden Ausgleich zwischen Arbeit und

Privatleben, Aktivität und Auszeit zu schaffen, liegt zunehmend beim Einzelnen, und das nicht nur unter Freiberuflern. Zwar haben mittlerweile einige Unternehmen das Thema einer angemessenen Work-Life-Balance der Belegschaft für sich entdeckt, angesichts zunehmender Krankschreibungen wegen Burn-out. Auch der Bundesverband mittelständischer Wirtschaft findet, dass eine ständige Erreichbarkeit nach Feierabend schädlich für Mitarbeiter ist. Manches Unternehmen sorgt inzwischen dafür, dass abends keine elektronische Post weitergeleitet wird – auf dass auch jene abschalten, die sich damit schwertun.

Alles in allem ist es in den letzten Jahren jedoch immer mehr Aufgabe des Einzelnen geworden, sich gegen die Zeitforderungen der Umwelt abzuschirmen. Auch jene, die in einer zunehmend flexibilisierten Arbeitswelt noch feste Auszeiten haben, müssen austarieren, womit sie ihre Freizeit verbringen wollen. Rund-um-die-Uhr-Kommunikationsmöglichkeiten erfordern permanent neue Prioritätensetzung – und gelegentlich eine bewusste Entscheidung gegen dieses Netzwerk von Stimulation, das uns umgibt. Dass viele damit überfordert sind, zeigen etwa Untersuchungen über die Nutzungsmuster von Smartphones.

Ein Team um den Informatikprofessor Alexander Markowetz von der Universität Bonn entwickelte eine App, die das Verhalten von 60 000 Handynutzern aufzeichnete. Das Ergebnis ist einigermaßen erschreckend: Durchschnittlich alle 18 Minuten nehmen Smartphone-Nutzer ihr Telefon zur Hand. Bisweilen nur, um auf die Uhr zu schauen, doch oft genug vertrödeln sie auch Zeit mit Spielen oder in sozialen Netzwerken. Etwa zweieinhalb

Stunden verbringen wir pro Tag vor diesem Mini-Bildschirm und lassen uns allzu bereitwillig von anderen Dingen ablenken. Eine detaillierte Aufbereitung der gesammelten Daten kann man in dem viel diskutierten Buch *Digitaler Burnout* nachlesen. Hier stellt Markowetz auch Vermutungen dazu an, was dieses Nutzungsverhalten etwa mit unserer Konzentrationsfähigkeit macht.

Der Schlaf scheint ein Spiegel unseres wachen Lebens zu sein. Wenn jemand zum Beispiel wegnickt, sobald er sich in die Horizontale begeben hat, legt das nahe, dass er aus schierer Erschöpfung einschläft und sich mit dem Entspannen schwertut. Wie wir als Gesellschaft schlafen – nämlich deutlich weniger als noch vor zwei oder auch fünf Generationen –, lässt genau das vermuten: dass uns das Abschalten immer größere Schwierigkeiten bereitet. Wir befinden uns in einem Always-On-Modus.

Verschiedene Einflüsse konkurrieren mit unserem Schlafbedürfnis: zum einen die Arbeitswelt, insbesondere für die wachsende Zahl von Schichtarbeitern. Darüber hinaus hat unsere sinkende Bereitschaft, sich dem Schlaf zu überlassen, auch mit unseren Freizeitmöglichkeiten zu tun. Letzteres klingt zunächst nach einem Luxusproblem. Doch es bringt nichts, Freizeitstress als solchen abzutun, solange wir das Problem auf kollektiver Ebene haben. Genauso schwierig wie es scheint, sein Handy für eine Woche auszuschalten, ist es, sich mehr Auszeiten zu gönnen, als das eigene Umfeld für richtig hält.

Dass das Filtern aus einem medialen Überangebot erlernbar ist, glaubt zumindest die moderne Pädagogik. So steht »Medienkompetenz« mittlerweile üblicherweise auf den Lehrplänen. Doch den Umgang mit der knappen Ressource Zeit – etwa Pausen einzulegen, auch wenn unsere Umgebung fortlaufend Forderungen an uns stellt oder Konsumangebote bereithält – muss man sich selbst beibringen. Auf den Punkt gebracht hat dies der Neoklassik-Komponist Max Richter, der mit *Sleep* ein über acht Stunden langes, minimalistisch entschleunigtes Musikstück geschrieben hat, das seine Hörer durch die Nacht begleiten und ihnen beim Runterkommen helfen soll: »Die Menschen, zumindest jene, die in der wohlhabenden westlichen Welt leben, müssen die Informationen, mit denen sie sich umgeben, kuratieren wie nie zuvor.« Dementsprechend schwer tun wir uns damit, abzuschalten.

So wundert man sich kaum darüber, dass die Vermittlung dieser Fähigkeit zu einem lukrativen Geschäft geworden ist, wie der Boom auf dem »Entspannungsmarkt« belegt. Von einer breiten Palette an Yogastilen bis zu Meditationsseminaren für alle Bedürfnislagen gibt es zahllose Angebote, die bei der Reizselektion helfen und die Konzentrationsfähigkeit verbessern sollen. Über den Schlaf wird in diesem Zusammenhang seltsamerweise kaum geredet – dabei ist er doch der selbstverständlichste Filter, der uns zur Verfügung steht.

Was es zum Thema Work-Life-Balance an Statistiken gibt, kann einen leicht kulturpessimistisch stimmen. Angeblich lesen über die Hälfte der US-amerikanischen Arbeitnehmer dienstliche E-Mails auch noch nach 23 Uhr. Der Kunsttheoretiker Jonathan Crary etwa zitiert in *24/7: Schlaflos im Spätkapitalismus*, seiner polemischen Abrechnung mit unserer Nonstop-Gesellschaft, Studien, nach denen der Prozentsatz derer exponentiell steigt, die nachts zumindest einmal aufstehen, um ihre E-Mails zu checken.

Obwohl die Frage, was diese Dauerverfügbarkeit unseren Gehirnen antut, durchaus spannend ist, soll sie nicht im Fokus dieses Kapitels stehen. Zum einen, weil dies weg vom Schlaf führt, zum anderen, weil sich der Mensch bereits an viel gewöhnt und das Selektieren aus einer Flut von Reizen in Teilen gelernt hat. Wie Menschen in zwanzig, fünfzig oder hundert Jahren mit den bis dahin sicher noch penetranter in unsere Welt eindringenden 24/7-Optionen umgehen werden, darüber können wir nur spekulieren. Schließlich wurden viele technische Neuerungen, die wir heute selbstverständlich finden, einstmals für Teufelszeug gehalten. Eher fragt dieses Kapitel, wie wir mit unserem Schlafbedürfnis umgehen und ob wir uns damit einen Gefallen tun. Auch wenn diese Frage durchaus eine gesellschaftliche Dimension hat: Beantworten muss sie jeder erst einmal für sich.

Eine neue Generation der Schlaffreunde?

Vielleicht wird sich unser Verhältnis zum Schlaf in eine ähnliche Richtung entwickeln wie unser Umgang mit Essen, der zu einer zunehmenden Spaltung der Gesellschaft geführt hat: auf der einen Seite die Überinformierten, die fast darüber neurotisch werden, ob sie alles richtig machen, und für die gesunde Ernährung zu einer Ersatzreligion geworden ist. Auf der anderen Seite die Abgehängten, die sich von für die Industrie profitablen Fertigprodukten ernähren und langfristig mit Übergewicht und Stoffwechselerkrankungen leben müssen. Auf den Schlaf übertragen sind beide Optionen unattraktiv. Schließlich schadet es dem Schlaf ebenso, wenn man ihn übervorsichtig beobachtet, wie wenn man ihn vernachlässigt.

Keine Frage: Allein was die Schlafforschung in den letzten Jahren über die Bedeutung unserer nächtlichen Auszeiten herausgefunden hat, wird über kurz oder lang zu ihrer Neubewertung führen – und dazu, dass zumindest der gesundheitsbewusste Teil der Bevölkerung dem Schlaf wieder mehr Raum gibt. Vielleicht gibt es schon erste Anzeichen für einen Mentalitätswechsel. Unter Berufseinsteigern scheint es derzeit jedenfalls ein stärkeres Bewusstsein für eine ausgewogene Gewichtung von Arbeit und Privatleben zu geben. Das berichtet zumindest der Sozialwissenschaftler Klaus Hurrelmann, der seit 2002 Mitherausgeber der Shell Jugendstudie ist und dadurch, obwohl er mittlerweile das Rentenalter erreicht hat, so etwas wie der Jugenderklärer der Nation geworden ist. Für die Shell-Studie werden alle paar Jahre Wertvorstellungen und Lebensziele junger Menschen abgefragt. Neuerdings, so erzählte Hurrelmann im Mai 2015 der *Süddeutschen Zeitung*, bekomme er immer wieder Anfragen irritierter Personalchefs, die sich darüber wundern, dass angehende Trainees gleich im Vorstellungsgespräch wissen wollen, ob ihr Privatleben bei dem anvisierten Job nicht zu kurz kommt und »wann sie Feierabend haben«.

Vielleicht sitzen in den Entscheiderpositionen in einigen Jahren die Menschen, die jetzt im Vorstellungsgespräch zum Befremden ihrer künftigen Arbeitgeber einen angemessenen Ausgleich von Privatem und Beruflichem fordern – wenn ihr Idealismus bis dahin nicht von den Realitäten der Arbeitswelt plattgemacht wurde. Und vielleicht steckt hinter ihrer Sehnsucht nach mehr Freizeit nicht nur der Wunsch nach Zeit für Freunde und Familie, sondern auch ein Bedürfnis nach mehr Zeit für sich – wovon dann eventuell am Ende auch der Schlaf profitieren würde.

Doch leider bewegt sich der Fortschritt diesbezüglich nur im Schneckentempo voran. Als Mensch im Hier und Jetzt sollte man nicht darauf warten, dass sich die Verhältnisse ändern. Auf unser Schlafbedürfnis zu achten, müssen wir uns schon selbst beibringen und können damit zumindest unser direktes Umfeld beeinflussen – und so langsam zu einer Veränderung beitragen. Etwa indem wir den Spott nicht scheuen, den die Forderung nach flexibleren Arbeitszeiten oder nach einem Ruheraum für den Mittagsschlaf mit sich bringen kann. An Argumenten mangelt es Schlaffreunden jedenfalls nicht. Warum etwa sollten Raucher an jedem Arbeitstag mehrere Pausen einlegen, Gerneschläfer sich aber nicht für ein Zwanzig-Minuten-Nickerchen zurückziehen dürfen?

Till Roenneberg vermutet allerdings, dass ein Wandel nur durch negativen Druck stattfinden wird. »Veränderungen verlaufen leider meist über die Angst und nicht über die Lust«, so der Chronobiologe im Interview. »Wir müssen die Menschen über die Wichtigkeit des Schlafes aufklären. Wir brauchen eine Kampagne, die so erfolgreich ist wie die Kampagne, die dem Rauchen die Coolness genommen hat. Eine, die dem Schlaf seine Uncoolness nimmt.«

Also braucht es doch eine gesundheitspolitische Intervention? Letztendlich ist es eine Frage des Weltbildes, wie man gesellschaftliche Veränderungen erklärt und was man für fortschrittsförderlich hält. Und oft sind es tatsächlich die Veränderungen in den individuellen Lebenswelten, die mittelfristig zu einem gesellschaftlichen Umdenken führen, und nicht unbedingt das, was von staatlichen Institutionen empfohlen wird: Das Referendum für die Homo-Ehe, ausgerechnet im katholischen Irland, ist dafür ebenso ein Indiz wie der Boom des Radfahrens in Großstädten, obwohl die Infrastruktur für Radfahrer vielerorts zu wünschen übrig lässt.

Im Moment verhält es sich jedenfalls noch so, wie es der in den USA für die Verkehrssicherheit zuständige Mark Rosekind – sein Forschungsgebiet lautet »Fatigue Management« (was sich wohl als *Müdigkeitsmanagement* übersetzen ließe) – in Alan Berliners Dokumentarfilm *Wide Awake* formuliert: »In unserer Gesellschaft beschützt niemand unseren Schlaf.« Eine Devise für unser aller tägliches Leben könnte daher lauten: Reclaim Your Sleep! Holen wir uns unseren Schlaf zurück! Es wäre doch schön, wenn wir dem Schlaf ganz ohne Panikmache den Raum geben könnten, den er verdient – etwa indem wir uns darauf besinnen, was für eine lustvolle Angelegenheit Schlafen eigentlich ist. Auszeiten sind Lebensqualität.

Wie viel Schlaf können wir uns leisten?

Wieso hat der Schlaf einen so schlechten Leumund, warum wird er so konsequent aus den Lebenswelten ausgegrenzt, über die wir uns definieren? Schließlich profitiert die Gesellschaft von ausgeschlafenen Menschen, denn die treffen die besseren Entscheidungen. Dieser Nutzen jedoch ist abstrakt, indirekt – und vor allem schwer messbar.

Den Menschen, der keinen oder nur sehr wenig Schlaf braucht, wird es (hoffentlich) nie geben. Doch warum erscheint es überhaupt bekämpfenswert, dass man in regelmäßigen Abständen müde wird, und wieso geht man diesem Bedürfnis zumeist nur in den eigenen vier Wänden nach? Um die Analogie zum Essen noch einmal zu bemühen: Spontane Hungerattacken sind schließlich auch niemandem peinlich, im Gegenteil, Abhilfe gibt es an jeder Straßenecke.

Die Crux mag nicht zuletzt darin liegen, dass sich mit hungrigen Menschen viel Geld verdienen lässt, mit ihrem Bedürfnis nach Schlaf dagegen kaum – zumindest, solange der Schlaf keine Probleme bereitet. Guten Schläfern kann man alle zehn Jahre eine vernünftige Matratze verkaufen, aber damit hat es sich im Wesentlichen. Weder brauchen sie ausgefeilte Bettensysteme noch Apps, die den Schlaf dokumentieren, noch Medikamente oder die Vermittlung von Entspannungstechniken, die beim Abschalten helfen (wenn auch nichts unversucht gelassen wird, dem guten Schläfer all diese Dinge anzudrehen).

Vielleicht ist das ein Grund für das Imageproblem, das der Schlaf hat: Er nützt einzig und allein dem Schläfer und kurbelt nicht die Wirtschaft in einem Maße an, wie es unser regelmäßig wiederkehrender Appetit tut. Im Gegenteil: Er ist eher ein Kostenfaktor, weil er eine Menge Zeit beansprucht – und die ist ja angeblich Geld.

Sollte es dem Menschen eines Tages doch gelingen, erfolgreich an der Schlafschraube zu drehen und weniger davon zu brauchen, dann würde die Arbeitswelt vermutlich ganz schnell auf die so gewonnene Zeit Anspruch erheben. So hat der Chronobiologe und Schlafforscher Mathias Basner aus Philadelphia lange Arbeitszeiten und Anfahrtswege zumindest für die USA als Schlafdieb Nummer eins identifiziert. Menschen, die wenig schlafen, haben seinen Erkenntnissen zufolge nicht mehr Freizeit, sondern verbringen schlichtweg mehr Zeit bei der Arbeit oder auf dem Weg dahin. Trotzdem ist der Wunsch, den Schlaf zu beschneiden, weit verbreitet. Man muss nur einmal »Sleep Hacking« googeln, schon stößt man auf zahllose Buchempfehlungen und mehr oder minder schlüssige Tipps, wie man seinen Schlaf nicht nur verbessern, sondern – vermeintlich nebenwirkungsfrei – deutlich reduzieren kann.

In den letzten 150 Jahren haben sich unsere Schlafmuster vermutlich stärker gewandelt als in vielen Jahrhunderten zuvor. Und es ist zu vermuten, dass sie sich weiter verändern werden, auch wenn der Durchschnittsbürger vielleicht das Gefühl hat, dass die immer öfter ertönenden Mahnungen der Schlafforscher nicht allzu viel mit ihm oder ihr zu tun haben und sowieso etwas alarmistisch klingen. Denn wer ist schon all den Anfechtungen wehrlos ausgeliefert? Zwar schläft der moderne Mensch eine, vielleicht auch zwei Stunden weniger als seine Vorfahren, tut das aber vermutlich immer noch einigermaßen geregelt – wenn er nicht gerade zum wachsenden Teil der Bevölkerung gehört, der im Wechselschichtbetrieb arbeitet.

Till Roenneberg hält unser Weltbild für einen Grund, warum der Schlaf so oft ein blinder Fleck der Lebensgestaltung bleibt: »Es ist eine bestimmte Sichtweise, eine philosophische und psychologische Haltung, die sowohl die fehlende Nachhaltigkeit in unserem Wirtschaftssystem befördert als auch unsere skeptische Haltung gegenüber dem ›schwarzen Loch‹ Schlaf.« So sieht der Chronobiologe Parallelen zu unserem Umgang mit anderen von der Natur bereitgestellten Ressourcen, bei dem wir ebenfalls nicht an übermorgen zu denken scheinen.

Auch wenn manch gegenwärtiger Diskurs über den Schlaf in den Ohren vieler übertrieben klingen mag: Ein Blick in gesellschaftliche Nischen offenbart Entwicklungen, die sich anhören wie das Drehbuch eines Science-Fiction-Films und durchaus etwas mit unserem zukünftigen Alltag zu tun haben könnten. »Basic helix-loop-helix family, member e41« oder DEC2 heißt das erste Gen, das direkt mit dem menschlichen Schlafverhalten in Verbindung gebracht wurde. Es beeinflusst vor allem die Schlaflänge. Menschen, bei denen dieses Gen mutiert ist, haben ein geringeres Ruhebedürfnis als der Bevölkerungsdurchschnitt.

2009 wurde die Mutation bei einer Mutter und einer Tochter entdeckt, die beide nach sechs Stunden völlig ausgeschlafen sind – was, wie bereits ausgeführt, nur bei einem geringen Prozentsatz der Fall ist. Am Beispiel von Zwillingen und Geschwistern wurde diese Mutation ausführlicher erforscht. Zumindest bei Tierversuchen offenbart sich schon jetzt das Science-Fiction-mäßige Potenzial dieser Erkenntnisse: Bei Mäusen, denen das mutierte Gen eingepflanzt wurde, verringerte sich der Schlafbedarf messbar. Allerdings weiß man noch nicht, ob die Wenigschläfer mit dieser Genmutation langfristig auch die Gesundheitsprobleme bekommen, die Schlafdefizite oft mit sich bringen, oder ob ihr mutiertes Gen sie auch davon befreit.

Das ist nur der Anfang der Forschungen. Weitere Gene, die Einfluss auf unser individuelles Schlafverhalten haben, wurden bereits identifiziert, so zum Beispiel das Gen »Period 3«, das nicht nur unsere Eulen- oder Lerchenprägung beeinflusst, sondern auch, wie gut jemand trotz Schlafmangel »funktioniert«. Dass durch genetische Eingriffe der menschliche Schlaf manipuliert wird, ist Zukunftsmusik. Doch wenn etwas größere Effizienz verspricht, technisch realisierbar und dabei noch finanzierbar ist, darf man davon ausgehen, dass es dafür einen Markt geben wird. So könnten scheinbar futuristische Szenarien schneller Teil unserer Lebenswirklichkeit werden, als wir glauben.

Wer jedoch hätte am Ende den Vorteil, wenn der Mensch der Zukunft tatsächlich mit weniger Schlaf auskäme? Nicht nur aufgrund der bereits erwähnten Studie von Mathias Basner ist anzunehmen, dass von der gewonnenen Zeit nicht die Lebensqualität des Einzelnen profitieren, sondern der Druck in der Arbeitswelt wachsen würde. Schließlich ist das individuelle Arbeitspensum auch kaum geschrumpft, als die Computertechnik Einzug in den Büros hielt und neue Kommunikationsmöglichkeiten Arbeitsabläufe effizienter machten. Es lohnt sich also durchaus, zu hinterfragen, wer am Ende gewinnt, wenn wir unserem Schlaf die eine oder andere Stunde abringen.

Das Militär als Avantgarde?

Auch wenn es in unserem Alltag bisher kaum angekommen ist: Zu der Frage, wie sich Schlaf vermeiden lässt, wird intensiv geforscht. Vorangetrieben werden diese Untersuchungen an vorderster Front vom Militär, dessen Institutionen weltweit ein großes Interesse daran haben, herauszufinden, wie Menschen, die keine Zeit zum Schlafen haben, im Vollbesitz ihrer körperlichen und geistigen Kräfte bleiben. Fehler, die auf Erschöpfung und Konzentrationsmangel zurückzuführen sind, können in Kriegen besonders weitreichende Konsequenzen haben – für den Erfolg einer Operation, vor allem aber für die Menschen, die die Fehler ausbaden müssen, die müde Soldaten machen.

Im Auftrag des Militärs suchen Wissenschaftler daher nach Methoden, Soldaten zumindest temporär von der Schlafforderung des Körpers zu befreien. Schlafmuster von Zugvögeln, die tagelang in der Luft sind, interessieren die Forscher ebenso wie die Wirkung von Amphetaminen und anderen Wachmachern auf die Leistungsfähigkeit von Kampfpiloten. Dass wachmachende Drogen bei dem Vernichtungskrieg der Wehrmacht eine große Rolle spielten, ist mittlerweile bekannt. Insbesondere die Blitzkriege gegen Polen und Frankreich waren eine hochgradig amphetamingesteuerte Angelegenheit. Die 2014 zur besten Sendezeit ausgestrahlte ARD-Dokumentation *Die Wunderpille der Wehrmacht* zeigte darüber hinaus, dass die Karriere des Methamphetamins Pervitin mit dem Ende des Zweiten Weltkriegs keineswegs vorbei war: Auch bei der NVA und der Bundeswehr gehörte das Mittel, das das Angstgefühl dämpft und die Konzentrationsfähigkeit steigert, »für den Ernstfall« bis in die siebziger Jahre zum Sanitätsbestand. Auch beim Vietnamkrieg der USA kamen Amphetamine zum Einsatz.

Heute heißt das Mittel der Wahl Modafinil. Das ist präziser dosierbar, das Herz-Kreislauf-System und die natürlichen Schlafmuster werden weniger nachhaltig gestört. Eigentlich handelt es sich bei dem Medikament um ein Mittel gegen Narkolepsie, doch in den letzten Jahren wird es mehr und mehr als Leistungsbooster verwendet. Von seiner Molekülstruktur unterscheidet es sich von Amphetaminen zwar deutlich, hat aber bei regelmäßigem Konsum durchaus Suchtpotenzial. Die Studien zu den Langzeitfolgen sind allerdings widersprüchlich.

Die militärische Nutzbarkeit von Modafinil – oder Provigil, wie es etwa in den USA oder Großbritannien heißt – wird von verschiedenen Einrichtungen der US-Armee, aber auch vom niederländischen Verteidigungsministerium und der südkoreanischen Air Force Academy untersucht. Die Liste der Forschungsprogramme ist lang, Studien entstanden unter anderem in Indien, Kanada und Frankreich. Passendere Namen für die Forschungsinstitutionen hätte sich ein Schöpfer dystopischer Romane kaum ausdenken können: Die US-Einrichtung heißt »Human

Effectiveness Directorate« (*Abteilung für menschliche Leistungsfähigkeit*), das französische Pendant »Département des facteurs humains« (*Abteilung für menschliche Faktoren*), und immer wieder ist die Rede von »Fatigue Countermeasures« (*Maßnahmen gegen Müdigkeit*).

Experten gehen davon aus, dass ein mit Modafinil gedopter Soldat über Wochen hinweg mit nur vier Stunden Schlaf pro Nacht auskommen kann. Bis zu 85 Stunden blieben US-Soldaten wach, deren kognitive Fähigkeiten unter Modafinil-, Koffein- und Amphetamineinfluss untersucht wurden – was nah dran an der Grenze des Menschenmöglichen scheint. Und das sind nur die Forschungsergebnisse, die öffentlich gemacht werden. Man darf davon ausgehen, dass so manches Experiment zu Schlafentzug unter Verschluss bleibt und die Grenze des Erlaubten in diesen Untersuchungen lockerer definiert und auch in moralischen Grauzonen geforscht wird. Schließlich galt Schlafentzug von teilweise einer Woche – mit entsprechend dramatischen Folgen für die Gesundheit der Verhörten – zur Zeit George W. Bushs als legitime Verhörmethode, wie der Ende 2014 vom US-Senat präsentierte Folterbericht endgültig öffentlich machte.

Fast alle Studien im Auftrag des Militärs ergaben, dass Modafinil müde Menschen besser »funktionieren« lässt. Das US-Militär zum Beispiel empfiehlt seinen Soldaten die Einnahme von Modafinil vor langen Einsätzen mit hoher Stressbelastung bereits seit dem Zweiten Irakkrieg im Jahr 2003. Die französische Armee versorgt ihre Piloten routinemäßig damit, und auch das britische Militär tätigte Großeinkäufe.

Das Runterschrauben des Schlafbedürfnisses ist zu einem Aspekt des Wettrüstens geworden. Armeen, deren Soldaten weniger Schlaf brauchen, sind im Vorteil. Es gibt pragmatische, in der Logik des Militärs nachvollziehbare Gründe, warum zur Schlafvermeidung geforscht wird. Dennoch lassen sich solche Untersuchungen nicht von der Vorstellung trennen, dass der menschliche Schlaf ein defizitäres System ist, das es zu optimieren gilt, wenn man es schon nicht eliminieren kann. Der Schlaf ist der Feind und die wichtige Körperfunktion ein Ärgernis, das es zu bezwingen gilt.

Die Verabreichung von Substanzen, die in der Zivilgesellschaft als illegale Droge gelten, wird heute sicher nicht mehr so sorglos betrieben wie in der Vergangenheit. Und das nicht nur wegen möglicher Klagewellen derer, die auf solche Weise gedopt wurden, sondern auch, da viele Fehleinschätzungen von Soldaten auf ein Schlafdefizit oder auf die Mittel, die sie gegen Müdigkeit bekamen, zurückzuführen sind. Etliche so genannte »Friendly-Fire«-Unfälle – der Beschuss durch eigene Truppen – wurden von Soldaten auf Amphetaminen verantwortet. Kriegsverbrechen, wie etwa Massaker an der Zivilbevölkerung, wurden immer wieder mit schlafdeprivierten Soldaten in Verbindung gebracht.

Der US-amerikanische Staff Sergeant Robert Bales, der 2012 die als Kandahar-Massaker bekannt gewordene Ermordung 16 afghanischer Zivilisten zu verantworten hatte (und damit eines der gravierendsten Verbrechen eines Mitglieds der US-Armee seit dem Mỹ-Lai-Massaker im Vietnamkrieg), erklärte in einem *GQ*-Interview im

Oktober 2015, dass er zum Zeitpunkt seines Amoklaufs seit Tagen nicht geschlafen hatte.

Hat man erst einmal Aufputschmittel geschluckt, lassen sich auch die Zeitfenster nicht mehr für einen kleinen Power-Nap nutzen, die sich sogar unter widrigen Umständen gelegentlich auftun. Der Schlafmangel wird also durch die Mittel noch verschärft, die dessen Folgen mindern sollen. Ob mit oder ohne Doping: Schlafdefizite können bei Entscheidungen, die in Sekundenschnelle getroffen werden, verheerende Folgen haben. Trotzdem legen Befragungen nahe, dass etwa bei der US Air Force die meisten Crews auch heute noch auf Stimulanzien zurückgreifen.

Die chemischen Wachmacher sind auch in der zivilen Welt angekommen: als Partydroge und als Dopingmittel. Der Tennisspieler Andre Agassi zum Beispiel gestand in seiner Biographie, bis in die späten neunziger Jahre zu Pervitin gegriffen zu haben. Aufgrund seiner leistungssteigernden Wirkung ist das Methamphetamin auch ein gerne genutzter Helfer bei Prüfungsvorbereitungen in Fächern wie Medizin oder Jura. Als Arzneimittel war es zwar nur bis 1988 im Handel erhältlich, doch der Schwarzmarkt blüht bis heute. Schließlich ist Pervitin in seiner chemischen Zusammensetzung nichts anderes als die in den letzten Jahren durch die gefeierte TV-Serie *Breaking Bad* zu Bekanntheit gelangte Droge Crystal Meth.

Das Spektrum der Mittelchen, zu denen hierzulande laut neuer Erhebungen etwa 20 Prozent der Studierenden zumindest gelegentlich greifen, ist breit. Es reicht von Koffeintabletten über Modafinil bis zu Ritalin (dem Mittel, das als Therapie für die Modediagnose »ADHS-Syndrom«

Karriere machte, auch wenn es vielen der zappeligen Kinder vor allem an Bewegung und vielleicht auch an Schlaf fehlt). An US-Elite-Universitäten liegt die Quote jener Studenten, die sich gelegentlich mit härteren Stimulanzien als Koffein dopen, noch deutlich höher.

Im militärischen Bereich gibt es übrigens noch einen anderen Forschungsansatz dazu, wie mit Schlafdefiziten und den Risiken, die sie verursachen, umzugehen ist: Soldaten überwachen ihren Schaf mit Selbstvermesser-Gerätschaften, die wohl etwas elaborierter sind als die Fitnesstracker und smarten Uhren, die heute jedermann im Elektronikmarkt erwerben kann. So sollen sie ihre Einsätze auf Basis individueller Schlafkonten besser planen. Vergleichbare Anwendungen kann man sich durchaus auch schon in naher Zukunft etwa in der Luftfahrt vorstellen beziehungsweise überall dort, wo Menschen besonders verantwortungsvollen Tätigkeiten nachgehen. Es wäre nicht die erste technische Neuerung, die vom Militär angestoßen wurde und weite Verbreitung fand. Man erinnere sich nur daran, dass auch das Internet seinerzeit aus einem Projekt des US-Verteidigungsministeriums hervorging.

Die wenigsten Menschen lassen sich zu Kampfpiloten ausbilden. Und auch ein Jurastudent muss nicht jeden Tag Examen schreiben. Doch obwohl Selbstoptimierung mittels Doping eher in persönlichen oder beruflichen Ausnahmesituationen stattfindet, verrät dies etwas über unser aller Verhältnis zum Schlaf: dass es hilfreich bis unerlässlich sein kann, auf Auszeiten zu verzichten, wenn man Wichtiges zu tun hat. Wer einmal die Erfahrung gemacht hat, dass man am Schlaf sparen und trotzdem viel leisten kann, wird auf entsprechende Mittel möglicherweise wieder zurückgreifen. Nach einer Umfrage der Krankenkasse DAK befinden sich überproportional viele Akademiker unter den Menschen, die gelegentlich zu leistungssteigernden Substanzen greifen – was zu der Überlegung führt, ob sie sich das bereits zu Studienzeiten angewöhnt haben.

Banker und andere »Leistungsträger«

> Angenommen, ich möchte da reinkommen. Wie muss ich mich verhalten, wie muss ich sein und was erwartet mich da? Auf jeden Fall ohne Murren die nötigen Schulterklappen sammeln. Die Schulterklappen sammelt man durch One-Nighter oder Two-Nighter. Ein One-Nighter ist, wenn Sie eine Nacht im Büro schlafen, ein Two-Nighter, wenn Sie zwei Nächte im Büro schlafen beziehungsweise durcharbeiten. Wenn Sie das gemacht haben, kommt irgendwann schon jemand auf die Idee, sie mit größeren Aufgaben zu betrauen.

Das sind die ersten Sätze, die in *Master of the Universe* gesprochen werden. Der ehemalige Investmentbanker Rainer Voss erklärt in diesem spannenden Dokumentarfilm über neunzig Minuten die Welt der Finanzwirtschaft – und bringt anschaulich auf den Punkt, dass der Schlaf in dieser Branche, die sich für besonders leistungsorientiert hält, ein schlechtes Image hat.

Durch nächtelanges Durcharbeiten kann man beweisen, dass man nicht zu den Menschen gehört, die Dienst nach Vorschrift machen. In Londoner Bankerkreisen trägt diese Form des Eindruckschindens auch den unschuldigen Beinamen »Magic Roundabout«, der magische Kreisverkehr. Dieser funktioniert folgendermaßen: Man arbeitet die Nacht durch und lässt sich erst am Morgen nach Hause bringen. Während man sich frischmacht und umzieht, wartet das Taxi – und bringt einen anschließend umgehend zurück ins Büro.

Moritz Erhardt wurde vielleicht Opfer dieser Überstundenkultur. Der Managementstudent aus Freiburg, der ein Praktikum in der Londoner Niederlassung der Bank of America Merrill Lynch absolvierte, hatte angeblich drei Nächte durchgearbeitet, als er bei einem Zwischenstopp zuhause in der Dusche zusammenbrach. Die Autopsie ergab, dass er an einem epileptischen Anfall gestorben war. Inwiefern Schlafmangel der Auslöser des Anfalls war, bleibt nach Einschätzung des mit dem Fall befassten Gerichtsmediziners unklar.

Dennoch löste Erhardts Tod eine Debatte über extreme Arbeitszeiten und den Druck in der Finanzwelt aus. Schließlich ist es durchaus möglich, sich zu Tode zu arbeiten. Die japanische Sprache hat sogar ein Wort dafür: »Karōshi«. Es ist nicht damit getan, derart dramatische Fälle wie den Moritz Erhardts als individuelles Problem abzutun. Ein Berufseinsteiger kann sich der Arbeitskultur seiner Wunschbranche schließlich nur schwer entziehen.

Dass es nicht opportun ist, Schlafprobleme öffentlich zu machen, zeigt die Geschichte von António Horta-Osório, dem Generaldirektor der Londoner Lloyds Bank. 2011 erlitt er einen durch Insomnie ausgelösten Nervenzusammenbruch und nahm eine Auszeit von sechs Wochen. Überraschend war, dass ein solcher Kollaps auf Top-Management-Ebene überhaupt kommuniziert und nicht stattdessen ein anderer Grund vorgeschoben wurde. Der Markt wusste diese Ehrlichkeit allerdings nicht zu schätzen. Die Aktien von Lloyds stürzten nach dem Eingeständnis Horta-Osórios ab. Um seinen Job musste sich der Banker neu bewerben.

Zum Vorkämpfer für eine gesündere Work-Life-Balance wurde Horta-Osório nicht, anders als etwa die »Königin der Blogger« Arianna Huffington, Mitbegründerin der einflussreichen Onlinezeitung *Huffington Post*. Seit ihrem Burn-out erzählt sie in Interviews unermüdlich, wie wichtig es sei, ausreichend zu schlafen. Damit ist sie jedoch eine der wenigen Mahnerinnen unter beruflichen Überfliegern. Schlafdeprivation gehört in bestimmten Berufen offenbar einfach dazu. Und die Konsequenzen macht man, um der Karriere nicht zu schaden, mit sich selbst aus.

Schlaf ist für Weicheier

Nicht nur in der Finanzbranche ist eine gesunde Haltung zum Schlaf ein Karrierehindernis. Auch Politiker sind chronisch unterschlafen: Die ehemalige britische Premierministerin Margaret Thatcher etwa behauptete von sich, jede Nacht nur vier Stunden zu schlafen, und befand: »Sleep is for wimps« (*Schlaf ist für Weicheier*). Wie diese Haltung mit ihrem nicht gerade integrativen Politikstil zusammengehangen haben mag, soll hier nicht Thema sein, sondern vielmehr die Frage, inwieweit sie mit dieser Ansicht den politischen Betrieb repräsentiert.

Bill Clinton brachte es nach eigenen Angaben während seiner Amtszeit auf fünf bis sechs Stunden pro Nacht. Nach dem Ende seiner Präsidentschaft gestand er ein, dass er immer dann die größten Fehler gemacht habe, wenn er zu wenig geschlafen hatte. Und in Jon Stewarts *Daily Show* bezeichnete Clinton Schlafmangel als ein zentrales Problem des Washingtoner Politikbetriebs. Als er Ende 2008 vom Nachrichtensender CNN gefragt wurde, was er dem angehenden Präsidenten Barack Obama mit auf den Weg geben würde, beschränkte er sich auf den Rat, ausreichend zu schlafen. Was Obama allerdings nicht befolgt: Angeblich kommt er auf maximal sechs Stunden – in Krisenzeiten auch weniger.

Die vergleichsweise bodenständige Angela Merkel strebt sechs bis sieben Stunden pro Nacht an und behauptet von sich, Schlaf zu speichern »wie ein Kamel« und bei sich bietenden Gelegenheiten einfach vorzuschlafen – was allerdings, glaubt man der Schlafmedizin, allenfalls für die kommende Nacht funktioniert. Aber vielleicht steht Merkel auch in diesem Punkt über den Dingen.

Angesichts der Termine, die Politiker abzuarbeiten haben, sind Schlafdefizite wenig überraschend. Doch vieles, was ihren Kalender verstopft, hat eher Ritualcharakter als einen wirklichen Zweck. Ob unsere gewählten Vertreter sich und uns mit ihrem Arbeitsverständnis einen Gefallen tun, bleibt offen. Entweder sie untertreiben bei ihrem Schlafpensum, weil sie um die gesellschaftlich verinnerlichten Klischees wissen, oder sie leben an ihren Bedürfnissen vorbei. Oder aber, dies allerdings scheint eher unwahrscheinlich, in der Politik schaffen es tatsächlich nur diejenigen bis ganz nach oben, deren Schlafbedürfnis so unterdurchschnittlich ist, dass sie langfristig mit fünf oder sechs Stunden Schlaf zurechtkommen.

Was auf jeden Fall eine schlechte Idee zu sein scheint, sind Verhandlungsmarathons bis in die frühen Morgenstunden, ein weiteres schlaffeindliches Ritual des politischen Betriebs. Schließlich handeln wir mit einem Schlafdefizit wie im alkoholisierten Zustand. Es wurden in der Vergangenheit viele Erklärungen für Pleiten und Krisen gesucht. Doch dass die Entscheidungsträger möglicherweise übermüdete Zombies waren, ist in der Diskussion nicht Thema. Es stellt sich daher die Frage, ob eine Neigung zu riskantem Verhalten in manchen Bereichen vielleicht sogar erwünscht ist? Übernächtigte Menschen sind schließlich manipulierbarer und weniger geerdet als ausgeschlafene.

Doch jenseits solcher Überlegungen, die schon fast nach einer Verschwörungstheorie klingen: Was genau soll mit demonstrativem Wenigschlafen eigentlich bewiesen werden? Bessere Arbeit leistet man dadurch nicht, das hat die Forschung hinreichend belegt – auch wenn die Adrenalinausschüttung bei starker Müdigkeit auch mal einen kurzfristigen euphorischen Höhenflug auslösen kann. Für manche, die ambitionierte Karrierepläne verfolgen, scheint sich Schlafverzicht als Beweis anzubieten, dass sie für ihren Job brennen. Und natürlich ist es für Unternehmen – zumindest auf kurze Sicht – ein Gewinn, wenn Arbeitskräfte mehr arbeiten anstatt ausreichend zu schlafen.

Doch wir alle brauchen regelmäßige Auszeiten, und diejenigen, die vorgeben, über diesem Bedürfnis zu stehen, verdienen unser Misstrauen.

Unser Schlafbedürfnis liegt immer wieder über Kreuz mit den Anforderungen der Arbeitswelt. Doch auch aus einer anderen Richtung blickt die Gesellschaft scheel auf unser Schlafbedürfnis. Die Unterstellung, dass Schlaf etwas mit Trägheit zu tun hat, kommt nicht selten auch aus hedonistischen Lebenswelten, in denen man sich über den Genuss definiert. Wer allzu gerne schläft, dem fehlt es, so scheint der weit verbreitete Glaube, an Lebenslust. So sind das Motto »Work hard, play hard« und seine Steigerung »Work harder, play harder« nicht nur in der Arbeitskultur mancher Konzerne fest verankert, sondern mittlerweile Teil unserer Freizeitwelt geworden. In den letzten Jahren hat sich eine Partykultur entwickelt, in der unser Schlafbedürfnis komplett negiert wird. Man denke zum Beispiel an den zum Touristenmagnet gewordenen Berliner Technoclub Berghain, in dem die Samstagnacht mittlerweile erst am Montag gegen 18 Uhr endet. Man feiert, wie man arbeitet: am Limit.

Solidarität mit einem Nachtarbeiter

Seit anderthalb Jahren arbeitet mein Freund, nennen wir ihn David, in einem neuen Job, den er grundsätzlich zwar super findet, der aber einen großen Nachteil hat: Ungefähr alle drei Wochen muss er vier lange Nachtschichten absolvieren, von abends um acht bis morgens um acht. Und weil in der Forensischen Psychiatrie, in der er beschäftigt ist, die Patienten aufgrund ihrer Medikation recht nachtaktiv sind, kann er diese Nächte nicht auf einer Bereitschaftsliege verdösen.

Bis vor wenigen Monaten habe ich David nur in dem mental weichgekochten Zustand gekannt, in dem ihn diese Nachtschichtintervalle zurücklassen; vor Ort bin ich noch nie gewesen, wenn eine solche Phase anstand. Doch letzten November ist es so weit. Für mich steht ein langes London-Wochenende an, und David muss arbeiten. Weil ich zu der Zeit gerade recherchiere, was Schichtarbeit und sozialer Jetlag in unserem Leben anrichten können, beschließe ich, es ihm gleichzutun und es einfach einmal auszuprobieren. Ich selbst habe zum Glück noch nie Nachtschicht arbeiten müssen. Dass ich während meines Studiums nachts Taxi gefahren bin, ist zum einen über zwanzig Jahre her, mit Mitte zwanzig steckt man kurze Nächte ohne Zweifel besser weg. Außerdem gab es damals keine festgelegte Uhrzeit, bis zu der ich durchhalten musste. Wenn man um halb vier in der Nacht müde war, beendete man eben seine Schicht und fuhr nach Hause.

Ich beschließe also, mich Davids Takt anzupassen, zumindest ein bisschen, denn auch für mich als Nachteule wäre es eine Qual, erst morgens um neun ins Bett zu gehen. Zumal ich weiß, dass er in diesen Phasen nur selten mehr als vier oder fünf Stunden pro Tag schläft. Ich peile an, bis morgens um sechs wach zu bleiben und mit ihm am frühen Nachmittag aufzustehen.

Die erste Nacht ist eigentlich ganz schön. Es ist Donnerstagabend, draußen herrscht typisches Novemberwetter. Doch auch in den Sommermonaten wäre wohl nicht viel los auf den Straßen dieses halbzentralen Stadtteils. Ich esse spät zu Abend, mache mir eine Kanne grünen Tee. Der macht wach, aber nicht so nervös wie Kaffee. Dann vertraue ich auf den Zeitfresser Internet. Bei YouTube schaue ich mir an, was ich schon immer einmal sehen wollte. Es ist ein Leichtes, sich im World Wide Web zu verlieren und vom Hundertsten ins Tausendste zu kommen. Das kenne ich schon, das passiert mir auch zuhause manchmal. Im Nu ist es drei Uhr morgens.

Jetzt allerdings werde ich schläfrig. Wenn ich auf dem Sofa bleibe, nicke ich weg. Also mache ich mich auf den Weg in den nächsten Eckladen und kaufe für das Frühstück ein. Wirklich faszinierend, wie still es nachts selbst in einer Großstadt ist. Nur ein paar arme Gestalten sind unterwegs, die auch nachts arbeiten müssen: ein Kurier, der neue Zeitungen anliefert, ein in seinem Auto dösender Taxifahrer und natürlich der arme Kassierer, der im familiengeführten Geschäft müde blinzelt und für seine Arbeit wahrscheinlich nicht einmal Nachtzuschläge bekommt.

Ich gehe ein wenig spazieren. Es ist mild für die Jahreszeit und irgendwie phantasieanregend, durch die leeren Straßen zu schlendern. Ab und zu geht irgendwo ein Licht an. Muss da jemand um sechs bei der Arbeit sein und schon jetzt aufstehen? Oder treibt ihn die Schlaflosigkeit aus dem Bett, und er sitzt jetzt mit einer Tasse Milch am Küchentisch und ärgert sich über sich selbst?

Plötzlich überfällt mich eine bleierne Müdigkeit, ich muss schnell nach Hause. Als ich um halb fünf wieder im

Warmen bin, bin ich so bettschwer, dass ich die Idee, bis sechs durchzuhalten, bescheuert finde und mich hinlege. In der Horizontalen bin ich dann allerdings seltsam unruhig. Das richtige Zeitfenster zum Einschlafen habe ich offensichtlich verpasst. Irgendwann falle ich doch in einen oberflächlichen und erschöpften Schlaf. Als mein Freund gegen neun Uhr nach Hause kommt, kriege ich das zwar mit, kann mich aber nicht rühren.

Am frühen Nachmittag stehen wir leicht gerädert auf. David will spazieren gehen, zum Wachwerden, denn ehe man sich versieht, ist es dunkel. Er hat schließlich schon reichlich Erfahrung gesammelt, wie man am besten durch diese verdrehten Tage und Nächte kommt. Im Sommer, so erzählt er, kriegt man beim morgendlichen Heimradeln eine Überdosis Tageslicht verpasst, so dass es danach schwerfällt, einzuschlafen. Im Winter dagegen ist es morgens so tranig grau, dass er leicht ins Bett findet, aber dafür aufpassen muss, überhaupt ein bisschen Licht abzubekommen. Ganz ohne Tageslicht gerate seine innere Uhr völlig aus dem Takt, da hänge er schon an Tag zwei in einem matschig-müden Zwischenreich fest.

Und tatsächlich, als wir frühstücken, ist es fast wieder dunkel. Für mich war die Dosis Licht zu wenig, ich bin müde, obwohl ich einigermaßen lange, wenn auch nicht besonders gut geschlafen habe. Aber mich jetzt hinzulegen, würde meinen Schlafrhythmus wohl völlig ruinieren. Also gehen wir ins Museum, da ist man wenigstens beschäftigt. Es erfordert eine gewisse Disziplin, die wache Zeit nicht nur zu vergammeln. Es fühlt sich tatsächlich an wie ein Jetlag – nur fehlt die positive Aufregung, die man an einem fremden Ort aufgrund all der neuen Eindrücke spürt. Im Alltag zeitverschoben zu sein, macht keinen Spaß.

Die kommende Nacht, das habe ich mir vorgenommen, will ich mir nicht zuhause um die Ohren schlagen. Tatsächlich habe ich es geschafft, eine Mitstreiterin für meinen Plan zu begeistern: Mal wieder so ausgehen wie mit 25. Die erste Hälfte der Nacht wird vergnüglich. Gegen drei Uhr fühlt sich das Was-erleben-wollen allerdings recht bemüht an. Wir gehen nach Hause. Wie bereits gestern zieht es mich früher ins Bett als geplant. Ich habe keine Lust mehr auf das Experiment.

Froh bin ich darüber, dass ich das nicht jeden Tag machen muss. Und nur weil mein armer Freund mit jeder Nachtschicht ein bisschen mehr neben der Spur läuft, muss ich nicht mitziehen. Mein Experiment war ein interessanter, wenn auch recht kurzer Einblick in das zeitverschobene Leben, doch nun reicht es. Immerhin habe ich eine neue Geschenkidee für Davids anstehenden Geburtstag: Er bekommt eine Lichtlampe, damit er seinen knappen Zeitüberschneidungen mit dem Sonnenlicht nicht mehr hinterherjagen muss. Denn das scheint, dem ersten Eindruck nach, tatsächlich das Schlimmste an der Nachtarbeit zu sein: das Leben in ewiger Dunkelheit.

Ein medizinisches Problem

Auch eine Berufsgruppe, die es eigentlich besser weiß und bei der Risikobereitschaft sicher nicht als Tugend gilt, schläft zu wenig: Ärzte, vor allem jene, die sich noch in

Ausbildung befinden. Auch wenn sie auf der Karriereleiter nach oben gestiegen sind, haben zumindest diejenigen, die weiter im Krankenhaus arbeiten, immer noch strapaziöse Arbeitszeiten. Der Marburger Bund, der Interessenverband der angestellten Ärzte, bemängelte in der Tarifrunde 2014/2015, dass die Arbeitszeiten in Krankenhäusern »ungesund« seien. Nicht nur schläft knapp die Hälfte der Klinikärzte der Erhebung zufolge schlecht, sie leiden auch unter massiver Tagesmüdigkeit. Nach den vom Marburger Bund vorgelegten Zahlen haben 35 Prozent der Klinikärzte »etwas Probleme« bis »große Probleme« damit, »im Alltag wach zu bleiben«, und über 60 Prozent fühlen sich »nie« bis »selten« erholt nach dem Schlaf. Kein Wunder, schläft ein Viertel von ihnen doch weniger als sechs Stunden pro Nacht. Natürlich hat auch dieses Problem einen finanziellen Kern. Um hierzulande Dienstpläne umzusetzen, bei denen Ärzte, wie etwa in Skandinavien, nach acht Stunden nach Hause gehen, müsste deutlich mehr Personal beschäftigt werden. Ein angestellter Orthopäde in einem Berliner Krankenhaus geht im informellen Gespräch für seinen Bereich von einem etwa doppelt so hohen Personalbedarf aus, wenn der Betrieb ohne Marathonschichten und eine extreme Überstundenkultur funktionieren soll.

Unterhält man sich mit Ärzten, die (wenig überraschend) nicht namentlich genannt werden wollen, finden Aspekte Erwähnung, die noch deutlich besorgniserregender klingen als die Verlautbarungen des Marburger Bundes. Da ist die Rede von einem Korpsgeist, der dazu führt, dass Ärzte, die auf ihrem regelmäßigen Schlaf bestehen, bei ihren Kollegen bald unten durch sind. Schließlich muss jemand anders ihre Arbeit erledigen. Oder von Chirurgen, von denen der Kollegenkreis weiß, dass sie unter Amphetamineinfluss am Operationstisch stehen. Solange ihnen dabei keine gravierenden Fehler unterlaufen, interveniert auch niemand.

Die 24-Stunden-Dienste in deutschen Krankenhäusern hat der Europäische Gerichtshof bereits zur Jahrtausendwende für unzulässig erklärt. Geändert hat sich die Praxis nur bedingt. Der Reformwille derer, die es bis in eine Entscheiderposition gebracht haben, für nachfolgende Generationen bessere Bedingungen zu schaffen, scheint beschränkt.

Natürlich ist Schlafmangel nicht nur unter so genannten Leistungsträgern ein Thema. Gerade prekär Beschäftigte, etwa in Pflegeberufen oder der boomenden Branche der Sicherheitsdienste, können sich selten erlauben, schlafkompatible Arbeitszeiten einzufordern. In Deutschland haben über 60 Prozent der arbeitenden Bevölkerung Erfahrungen mit unregelmäßigen Arbeitszeiten gemacht, der Anteil der Schichtarbeiter stieg in den letzten zwanzig Jahren von 10 auf etwa 17 Prozent. Dem Statistischen Bundesamt zufolge arbeiteten 2011 rund 6 Millionen Menschen im Schichtbetrieb, zehn Jahre zuvor waren es nur 4,8 Millionen.

Trotz steigender Zahlen geben 20 bis 30 Prozent der Nachtarbeiter ihren Job innerhalb der ersten drei Jahre auf. Viele, die längerfristig zu den »falschen Zeiten« arbeiten, müssen schlafmedizinisch betreut werden – wobei regelmäßige Nachtarbeiter diversen Studien zufolge weniger Probleme mit ihren Arbeitszeiten haben als Menschen, die im Wechselschichtdienst arbeiten. Letzterer scheint wegen des immer wieder wechselnden Rhythmus eine besondere Herausforderung für die innere Uhr zu sein.

Keine Frage, in manchen Berufen sind flexible Arbeitszeiten unvermeidlich, da ist das Beispiel Davids keine Ausnahme: Im Polizeidienst, in Krankenhäusern und Pflegeheimen geht es anders nicht. Schichtarbeit ist zudem in der produzierenden Industrie, etwa bei Maschinen- und Anlageführern, und zunehmend auch in Dienstleistungsberufen, etwa für das Verkaufspersonal, ein Thema. So hat Deutschland zwar in einigen Bundesländern immer noch ein vergleichsweise strenges Ladenschlussgesetz. Doch auch hierzulande gibt es Supermärkte, die die ganze Nacht geöffnet sind – was in manchen europäischen Ländern bereits gang und gäbe ist.

Letztlich sind wir als Verbraucher gefordert, wie auch bei anderen Aspekten des ethischen Konsums. Schließlich muss jemand an der Kasse sitzen, wenn wir um ein Uhr nachts einkaufen wollen. Wer Fairtrade-Kaffee kauft, damit Kaffeebauern ihr gerechtes Auskommen haben, sollte vielleicht auch nicht die 24-Stunden-Verfügbarkeit der Angestellten im Supermarkt an der Ecke voraussetzen. Zugegeben, in der Praxis ist das bisweilen widersprüchlich: Auch ein Kiosk mit Tagesöffnungszeiten ist Teil eines Systems, bei dem die Zulieferer nachts auf den Beinen sind, damit morgens die aktuellen Zeitungen im Regal liegen. Während dagegen die Menschen, die mit uns sprechen, wenn wir bei 24-Stunden-Telefonhotlines anrufen, oft am anderen Ende der Welt sitzen – und dort vielleicht zu verträglichen Zeiten arbeiten.

Zumindest erhält das Thema Schlaf in der Arbeitswelt deutlich mehr Aufmerksamkeit als noch vor wenigen Jahren. Doch wirklich angekommen ist seine Bedeutung nur in einigen Bereichen, was zum Teil aber auch darauf zurückzuführen ist, dass die Arbeitnehmer selbst noch nicht bereit für ein neues Schlafbewusstsein sind: Die Mitarbeiter des Berliner Bezirksamts Charlottenburg-Wilmersdorf, so war 2007 in der Lokalpresse zu lesen, wollten das ihnen angebotene Ruhezimmer nicht, um dem Klischee vom faulen Beamten keinen Vorschub zu leisten. Auch die Bediensteten im Bürgermeisteramt im niedersächsischen Peine lehnten ein vergleichbares Angebot ihres Chefs ab, obwohl Bürgermeister Michael Kessler mit gutem Beispiel voranging, indem er sich als Nickerchen-Fan outete.

Manche Firmen haben die Wichtigkeit von Auszeiten für die Leistungsfähigkeit ihres Personals erkannt. Die Lufthansa zum Beispiel hat eine »Napping Policy«, die Piloten Zwischendurchschläfchen ermöglicht. Die »Nickerchen-Richtlinie« sieht Folgendes vor: Im Cockpit sitzen immer zwei Piloten; einer bleibt wach, während der andere sich für eine halbe Stunde ausklinkt. Kontrollen durch das Kabinenpersonal gewährleisten, dass sich der diensthabende Pilot nicht von seinem dösenden Kollegen anstecken lässt.

Doch auch wenn inzwischen einige Firmen quer durch alle Branchen – der Chemiekonzern BASF ist ebenso dabei wie die Google-Zentrale in Zürich oder der Heizungsfabrikant Vaillant – ihren Mitarbeitern Ruheräume zur Verfügung stellen: Mittagsschlaf während der Arbeitszeit ist hierzulande immer noch ein Nischenthema. Und die Berücksichtigung der Chronotypen bei der Abstimmung von Arbeitszeiten erst recht.

Der Profisport ist eines der wenigen Berufsfelder, in dem die Erkenntnisse der Chronobiologie bereits angekommen sind. Das liegt vielleicht daran, dass die physische Leistungsfähigkeit klar messbar ist: Auf einem hohen Leistungsniveau ist eindeutig zu erkennen, wie stark zum Beispiel zirkadiane Rhythmen die individuelle Performance beeinflussen. Schließlich schaffen im Leistungssport auch kleine Unterschiede einen großen Vorteil, Gewinner und Verlierer trennen oft nur ein paar Hundertstelsekunden.

David K. Randall widmet in *Dreamland: Adventures in the Strange Science of Sleep*, einer kurzweiligen, leider nur auf Englisch erhältlichen Einführung in die Welt des Schlafes, ein ganzes Kapitel der Frage, warum bei Abendbegegnungen zwischen US-amerikanischen Footballteams von der Ost- und der Westküste das Ostküstenteam überdurchschnittlich oft das Nachsehen hat. Anpfiff ist üblicherweise um 21 Uhr Eastern Time. Das bedeutet: Wenn das Spiel in die letzte Runde geht, ist es für die Spieler aus dem Osten bereits Schlafenszeit, während ihre drei Stunden später getakteten Gegner noch von dem kleinen Hoch profitieren, das uns in den früheren Abendstunden ereilt.

Hierzulande werden die Erkenntnisse der Chronobiologie inzwischen bei der Erstellung von Trainingsplänen und der Vorbereitung auf Wettbewerbe in anderen Zeitzonen einbezogen. Ein Arbeitgeber, der gerne und selbstbewusst kommuniziert, dass seine Angestellten sich zwischendurch in einen Schlafraum zurückziehen können, ist bezeichnenderweise das Berliner Staatsballett. In Zusammenarbeit mit Schlafmedizinern der Berliner Charité wurde der Versuch unternommen, bessere Bedingungen für die Tänzer zu schaffen, bei denen die extremen Arbeitszeiten – späte Auftritte, frühe Proben – den regelmäßigen Nachtschlaf torpedieren.

Unser Zwiespalt mit dem Schlaf

Es ist nicht nur die Arbeitswelt, die lediglich in einigen wenigen Bereichen unsere notwendigen Ruhezeiten im Auge hat und zumeist an ihnen herumknabbert. Auch wir selbst hadern mit unserem regelmäßig wiederkehrenden Schlaf. Sich vor den Welten gefürchtet, in die man allnächtlich abtaucht, haben sich die Menschen schon vor Jahrhunderten, wie bereits der kleine Exkurs in vergangene Zeiten gezeigt hat. Die dunkle Nacht war von jeher nicht nur ein friedvoller Zufluchtsort, sondern auch ein angsteinflößendes Mysterium – nicht zuletzt wegen der bisweilen abgründigen Träume, die diese Parallelwelt für uns bereithält. Und auch wenn wir solche Ängste heutzutage leicht wegrationalisieren: Irgendwo in uns schlummern sie noch, sonst gäbe es wohl nicht so viele Filme, vor allem im Horrorgenre, in denen die Protagonisten auf keinen Fall einschlafen dürfen, wollen sie sich das Böse vom Hals halten. Angeführt wird die üppige Liste zweifelsohne vom Achtziger-Jahre-Kultfilm *A Nightmare on Elm Street*, in dem Freddy Krueger seine Opfer im Traum heimsucht.

Doch für unseren Zwiespalt mit dem Schlaf gibt es jenseits des Gruselns andere Gründe, die näher an unserer Lebenswirklichkeit sind – etwa die Sorge, kostbare Zeit zu verschwenden. Sicher hat unsere Einstellung damit zu tun, dass wir uns vor allem darüber definieren, wie wir unsere wache Zeit verbringen. In der westlichen Welt ist der Schlaf etwas, das in Pausen stattzufinden hat – zwischen den Dingen, die wir eigentlich tun wollen (und sollen). Was wir im nächtlichen Daseinsdrittel erleben, entzieht sich unserem Bewusstsein. Wir haben keine richtige Sprache für das, was wir im Schlaf erleben.

So gibt es, wie in Kapitel 2 bereits angeklungen, Kulturen, in denen zum Beispiel die Traumwelten ein wichtiger Teil des kollektiven Lebens sind. Hierzulande besitzt die schlafend verbrachte Zeit jedoch keinen eigenen Status und somit auch nicht die gleiche Bedeutung wie die bewusst verbrachten Stunden. Schlaf ist der ausgeblendete Teil unserer Existenz. Und das, obwohl unser Bewusstsein nur existiert, weil im Schlaf all die Eindrücke, die auf uns einprasseln, so sortiert werden, dass wir überhaupt etwas mit ihnen anfangen können.

Dass unser Schlafbedürfnis wenigstens gemischte Gefühle auslöst, liegt nicht zuletzt ganz unabhängig vom aktuellen Zeitgeist in der menschlichen Natur begründet. Schließlich sind wir soziale, grundsätzlich neugierige Wesen, die kommunizieren und sich mit anderen Menschen vernetzen wollen. Zumindest was den letzten Punkt angeht, gibt es heutzutage mehr denn je zu tun. Kein Wunder also, dass viele den Eindruck haben, der Schlaf stehle einen viel zu großen Happen unserer knappen Zeit – auch wenn wir zumindest theoretisch sehr wohl wissen, dass man halbwegs genug Schlaf bekommen muss, um sich am Leben zu erfreuen. Dennoch hat unsere Schlafvermeidung eine neue Qualität erreicht. Wir versuchen, möglichst viel in unseren Tagen unterzubringen, und erfinden Techniken, von denen wir glauben, dass sie uns Lebenszeit schenken, weil Alltägliches sich damit schneller erledigen lässt. Unsere tatsächlichen und vermeintlichen Verpflichtungen wachsen allerdings mit unseren Möglichkeiten, mehr Zeit gewinnen wir dadurch nicht.

Egal wie sehr wir an der Schraube drehen: Da wir über unsere Arbeitszeit nur begrenzt selbst bestimmen, hat mehr Raum für den Schlaf fast zwangsläufig zur Folge, dass wir weniger Freizeit haben – was viele zweifeln lässt, ob es eine gute Idee ist, mehr zu schlafen. Die meisten Menschen erleben freie Zeit, von der sie sowieso zu wenig zu haben glauben, am Abend – und wollen dann oft nicht ins Bett. Oder wie ein Bekannter es ausdrückte: »Ich gehe ungern ins Bett, selbst wenn ich total müde bin. Ich habe immer das Gefühl, damit etwas abzuschießen.«

So muss sich der Schlaf oft mit den Zeitfenstern zufriedengeben, die übrig bleiben, wenn man sich allem anderen – sei es nun die letzte PowerPoint-Folie des Abends, das schreiende Kind oder der Restaurantbesuch mit Freunden – ausgiebig gewidmet hat. Wir sehen den Schlaf nicht selten als freudlosen Vollzug einer Notwendigkeit, die uns der Körper auferlegt und der wir nur so weit nachgeben, wie es unbedingt sein muss. Der Schlaf ist von einem Naturzwang zu einem Geschenk geworden, dass man sich selbst macht. Oder mit dem man geizt.

Die Anlässe, dem Schlaf die eine oder andere halbe Stunde wegzunehmen, haben im letzten Jahrhundert zugenommen, wir vollziehen ihn heute vielleicht mechanisiert wie noch nie. Abends fahren wir, analog zur Funktionsweise eines Computers, herunter, um – je nach Präferenz und Lebenssituation – fünf bis acht Stunden später zu rebooten. In dieses Zeitfenster hat sich unser Schlaf bitte schön einzufügen. Selbst die Menschen, die ihren Schlaf schätzen, wünschen sich, dass er unauffällig und effizient seinen Job erledigt. Doch die Qualität des Schlafes profitiert davon, dass man ihm gelassen gegenübertritt und nicht fortlaufend an der Optimierungsschraube dreht.

Auch wenn wir unsere Freizeit leidenschaftlich gegen Zeitdiebe verteidigen wollen: Die Auszeiten, die wir uns sparen, bewerten wir selten als Diebstahl – obwohl unsere Lebensqualität unter chronischem Schlafmangel leidet.

Die Behauptung, Schlaf sei ein »emanzipativer Akt«, weil er ein »Ausklinken aus dem Alltag« ermögliche, wie es Hannah Ahlheim in der akademischen Anthologie *Kontrollgewinn – Kontrollverlust: Die Geschichte des Schlafs in der Moderne* formuliert, wirkt ein bisschen dick aufgetragen. Doch ein Stück Wahrheit steckt in dem pathosträchtigen Statement, schließlich entzieht man sich im Schlaf für ein paar Stunden allen Anforderungen. Im Bett verbrachte Zeit ist im wahrsten Sinne des Wortes Freizeit.

Schlaf ist … eine überstrapazierte Metapher

In Jonathan Crarys vielbeachteter Polemik *24/7* wird unser Umgang mit dem Schlaf zur Metapher für alles Schlechte in unserer Gesellschaft. Für Crary ist der Schlaf das einzige Refugium, in dem man sich der Aufmerksamkeitsökonomie, der wir ausgesetzt sind, überhaupt noch entziehen kann, und unser Schlafbedürfnis wird bei ihm zur letzten Bastion des Menschlichen, derer sich der Turbokapitalismus gerne entledigen möchte.

Trotz seines penetranten Kulturpessimismus und dem anachronistischen Furor, mit dem Crary auf technische und soziale Entwicklungen blickt – Bloggen etwa hält er für den »Triumph eines einseitigen Selbstgesprächs« und für ein »Vorzeichen für das Ende der Politik« –, steckt in seinen Worten auch eine berechtigte Kritik an einer Lebenswelt, in der Schlaf zum Luxusgut wird. Gleichzeitig übertreibt er. So mögen diverse Aspekte des modernen Lebens – Shoppingmöglichkeiten rund um die Uhr, von Ort und Zeit abgekoppelte Begegnungen im Internet und natürlich die Ausleuchtung nächtlicher Lebensräume – tatsächlich einen »Rund-um-die-Uhr-Zwang« suggerieren. Doch für die meisten Menschen sind sie eine zeitlich begrenzte Erfahrung. Nur wenige sind dem 24-Stunden-Angebot in solch umfassender Form ausgesetzt, wie Crary seine Leser glauben machen will.

Doch der Autor ist Geisteswissenschaftler und kein Empiriker. Dementsprechend ist seine Kulturkritik vielleicht gar nicht so angelegt, dass man sie allzu wörtlich nehmen muss. Seine Behauptung etwa, früher habe der durchschnittliche Nordamerikaner zehn Stunden geschlafen, vor einer Generation immerhin noch acht, aber mittlerweile nur noch sechseinhalb Stunden, ist, wie unser kurzer Einblick in die Probleme der Datenerhebung gezeigt hat, erst einmal nur genau das: eine Behauptung. Dass allerdings viel behauptet wird, was sich schwer bestätigen oder widerlegen lässt, ist ein in Diskursen über den Schlaf immer wiederkehrendes Problem. Der Schlaf ist eine geduldige Projektionsfläche, doch die daraus folgende Gleichsetzung von ausreichendem Schlaf und Faulheit ist genauso wenig zielführend wie der Alarmismus angesichts einer aus dem Takt geratenen Welt. Unser vermuteter kollektiver Schlafmangel wird dabei zum Ansatzpunkt für Überforderungsdiskurse.

Immer wieder hört man von einer Epidemie der Schlaflosigkeit. Doch wie sehr hat sie unsere Lebenswelt tatsächlich durchdrungen? Selbst wenn es so ist, dass die Hälfte aller Deutschen deutlich zu wenig schläft (eine Zahl, die man immer mal wieder liest): Wie hilfreich sind solche Erkenntnisse für den Einzelnen, der in dieser schlaffeindlichen Welt lebt?

Vielleicht tragen derartige Diagnosen sogar indirekt zu einer Entfremdung bei. Tun wir uns einen Gefallen, wenn wir unsere Lebensgewohnheiten in Sachen Schlaf falsch oder problematisch finden? Es wäre kontraproduktiv, wenn die Menschen ein Verhältnis zum Schlaf entwickelten, wie viele es etwa zum Sport haben: Sie schleppen ein schlechtes Gewissen mit sich herum, weil sie nicht genug für ihren Körper tun – was aber nicht unbedingt bedeutet, dass sie sich auch mehr bewegen, sondern oft nur, dass sie Geld in Fitnessstudioverträge stecken, die sie kaum nutzen.

Der Schlaf ist zum Aufhänger für Stellvertreterkriege geworden. So wie etwa Crary unseren Umgang mit ihm als Beweis nimmt für die Verkommenheit des alles durchdringenden Neoliberalismus, muss unser Verhältnis zum Schlaf als Beleg für Aspekte des Lebens herhalten, mit denen er allenfalls indirekt zu tun hat. Ist die Diskussion über den angeblich epidemischen Schlafmangel nicht eher ein Indiz dafür, dass sich unsere Gesellschaft überfordert fühlt, weil sie gerade besonders bahnbrechende Neuerungen zu verdauen hat? Dies war in Zeiten schnellen technologischen und sozialen Wandels schon oft der Fall, so auch im Fin de Siècle am Ende des 19. Jahrhunderts. Als sich die Gesellschaft grundlegend veränderte, schwankten die Menschen zwischen Zukunftseuphorie, diffuser Angst vor Veränderungen und Regression. Die Diskurse von damals erinnern an unseren Blick auf neue Technologien, die auf der einen Seite als Heilsbringer gefeiert werden, denen aber eben auf der anderen Seite auch die Schuld daran gegeben wird, dass unsere Welt aus dem Takt und unser Leben aus dem Rhythmus gerät.

Kein Wunder also, dass »Entschleunigung« neben »Achtsamkeit« und »Nachhaltigkeit« zum Modewort des Jahrzehnts geworden ist – und die Debatte über Schlaf, wenn sie überhaupt geführt wird, zu einem Anlass für Kulturpessimismus. Der damit oft einhergehende bedenkenträgerhafte Duktus trägt allerdings nicht unbedingt dazu bei, dass der Schlaf sein uncooles Image verliert, so wie es sich zum Beispiel Till Roenneberg wünscht.

Vielleicht fällt dem Schlaf auch in diesem Punkt auf die Füße, dass er in einer bewusstseinsfreien Zeit stattfindet. So kommt die Muße in unserer schnelllebigen Gegenwart zwar ebenfalls oft zu kurz, profitiert aber zumindest ideell davon, dass mit ihr ein Fokus auf die Gedanken einhergeht. Sie schafft Raum für Eigenes und kommt so unserem Streben nach Unverwechselbarkeit entgegen. Von einem Mittagsschlaf profitiert unser Gehirn zwar ebenso wie von einem mußevoll verbrachten Nachmittag, doch die Wirkung erfahren wir nur indirekt. Erstaunlich (oder auch bezeichnend) ist, dass ausgerechnet die niedrigschwelligste Erholungsmaßnahme des Menschen oft hintenüberfällt und die geringste gesellschaftliche Wertschätzung erfährt.

Es geht nicht darum, die Dinge, die Kopf und Körper guttun, gegeneinander auszuspielen. Muße und Schlaf haben sowieso mehr miteinander zu tun, als man auf den ersten Blick vermuten mag. Schließlich ist die wenig attraktive kleine Schwester der Muße die Langeweile, die sich erst einmal im Kopf ausbreiten muss, um Platz für mußevolles Denken oder Handeln zu schaffen. Und auch der Schlaf wird in unseren aktionistischen Alltagswelten gerne mit Langeweile in Verbindung gebracht. Dass etwas »zum Einschlafen« ist, gilt jedenfalls selten als Kompliment.

Ruhelose Nächte

»Es ist der siebzehnte Tag ohne Schlaf.« Was in den Ohren eines jeden Menschen, der sich schon mal ein paar Nächte in Folge rastlos zwischen den Laken gewälzt hat, nach einem Horrorszenario klingt, ist für die Protagonistin der Kurzgeschichte von Haruki Murakami – *Schlaf* lautet der knappe Titel – eine Befreiung. An Erschöpfung leidet sie jedenfalls nicht. Die gewonnenen nächtlichen Stunden sind für sie eine Gelegenheit, aus ihrer öden Ehe und ihrem überangepassten Leben auszubrechen. Nachts lässt sie sich in Romanwelten entführen oder fährt mit dem Auto durch die leere Stadt.

Wenn man dem Schlaf, wie etwa in der griechischen Mythologie, eine Verwandtschaft mit dem Tod attestiert, müsste Schlaflosigkeit ja eigentlich das Gegenteil sein. Doch je mehr die Geschichte ihren Sog entwickelt, umso größer wird das eigene Unbehagen. Irgendwann fragt man sich: Ist diese Frau überhaupt noch am Leben, oder ist die Erzählung von der Schlaflosigkeit nicht sogar eine Geschichte vom Tod? Sieht vielleicht genau so die Hölle aus: wie eine ewige Aneinanderreihung wacher Momente?

Schlaflosigkeit ist ein wiederkehrendes Motiv in Kunst, Film und Literatur, und nicht selten wird sie dabei zur psychischen Grenzerfahrung. In Christopher Nolans doppelbödigem Filmdrama *Insomnia*, einem Remake des norwegischen Thrillers *Todesschlaf*, treibt die nie untergehende Sonne Alaskas einen Polizisten dazu, seinen Kollegen zu erschießen – ob absichtlich oder aus Versehen, bleibt offen. Klar ist allerdings, dass seine durch die andauernde Helligkeit verursachte Schlaflosigkeit den Polizisten mental entgleisen lässt. Etwas ganz anderes bewirkt sie in Gabriel García Márquez' *Hundert Jahre Einsamkeit*. In diesem zentralen Werk des magischen Realismus bricht in einem Dorf »die Pest der Schlaflosigkeit« aus und raubt den Bewohnern ihre Erinnerungen.

In der Welt der Fiktion funktioniert Insomnie als Metapher, mit der sich bisher verschlossene Türen öffnen lassen – auch wenn sich dahinter bisweilen ein Abgrund verbirgt. In der Realität ist Schlaflosigkeit für Betroffene einfach nur eine Qual. Es fällt schwer, schlaflose Episoden entspannt zu sehen in Anbetracht des angeschlagenen Zustands, in den man schon nach einer einzigen durchwachten Nacht gerät. Daraus ergibt sich schnell ein Teufelskreis. Bereits nach zwei schlechten Nächten beschleicht einen die Angst, dass auch die kommende Nacht erneut nicht die ersehnte Erholung bringt. Verhaltenstherapien für chronisch Schlaflose versuchen daher, die mentale Fixierung auf den Schlaf aufzubrechen und den Patienten zu zeigen, dass sie nach einer schlechten Nacht besser »funktionieren«, als sie glauben. So sollen sie die Angst vor der Schlaflosigkeit verlieren.

Natürlich gibt es Lebensphasen, in denen man durchaus damit klarkommt, wenig zu schlafen. Wer frisch verliebt ist, braucht oft über Wochen kaum Schlaf. Genauso wenig wie jemand, der von einem Projekt ganz und gar ausgefüllt ist und eine Deadline einzuhalten hat. Da ist der Geist einfach viel zu angeknipst, und man fühlt sich nicht einmal so, als leide man unter den kognitiven Einschränkungen, die Schlafforscher in zahlreichen Tests nachgewiesen haben – zumindest wenn die stressige Phase ein absehbares Ende hat. Auch junge Eltern sind oft chronisch unterschlafen, weil sie monatelang jede Nacht von ihrem Nachwuchs auf Trab gehalten werden.

Allerdings ist die Schlaflosigkeit in diesen Fällen fremdbestimmt, sei es nun durch einen näher rückenden Abgabetermin oder ein schreiendes Kind, und so fühlt man sich nicht selbst »schuldig«. Dadurch fällt es vielleicht auch leichter, weniger Schlaf als temporären Umstand zu akzeptieren, ohne sich mit Selbstvorwürfen zusätzlich zu quälen.

Dass allein schon der unbedingte Wille, schnell ein- und effizient durchzuschlafen, zu Schlafproblemen führen kann, kennt man aus Situationen wie der, dass man den Wecker auf vier Uhr morgens stellt, weil das Flugzeug in die Ferien leider bereits um sechs Uhr abhebt. Obwohl man in dieser sowieso zu kurzen Nacht jede Minute Schlaf braucht, wacht man dauernd auf. Dieses Phänomen ist bereits in Studien nachgewiesen worden, etwa in einer Untersuchung des Sozialpsychologen Daniel M. Wegner, der sein Ergebnis »Ironische Auswirkungen des Schlafzwangs« nannte. Eine Gruppe von »normalen« Schläfern war von ihm instruiert worden, möglichst schnell einzuschlafen, eine andere Gruppe überließ Wegner sich selbst. Das Ergebnis überrascht wohl niemanden, der schon einmal trotz bleierner Müdigkeit nicht in den Schlaf gefunden hat: Wer sich darum bemühte, so schnell wie möglich einzuschlafen, brauchte nicht nur länger, sondern wachte nachts zudem häufiger auf.

Doch eine schlaflose Nacht in den Knochen manifestiert sich zuweilen auch als Gegenteil von bleierner Müdigkeit: Man ist aufgekratzt, kann mitunter feiern bis zum Umfallen und hat einen gesteigerten Erlebnishunger, der bisweilen zu etwas Schöpferischem führt. Für viele kreative Menschen sind Schlafprobleme – oder zumindest die spezielle Stimmung, die sich nachts ausbreitet – Triebfeder ihres Schaffens. Wie viele großartige Filme, Bücher und Musikstücke gäbe es nicht, wenn alle Menschen gute Schläfer wären? Ob ihre Schlaflosigkeit von einem Geist, der nicht abschalten will, herbeigeführt wurde oder künstlich (also durch Aufputschmittel), ist dabei fast zweitrangig.

Auch in der Filmgeschichte sind es oft die Schlaflosen, denen ihre nächtliche Ruhelosigkeit einen anderen Blick auf die Gesellschaft ermöglicht, ob auf melancholisch-humorvolle Art, wie etwa in *Lost in Translation* (der Kulturschock-Komödie von Sofia Coppola, in der zwei sehr dem Jetlag erlegene Amerikaner von der Fremdheit Japans überfordert sind), oder ob in abgründigeren Szenarien, wie zum Beispiel bei den einsamen Antihelden aus Paul Schraders Filmen. In dem von Martin Scorsese verfilmten Drama *Taxi Driver* ließ Schrader einen Kriegsveteranen mit Namen Travis Bickle langsam durchdrehen. Inwiefern die Abgründe, die er nachts als Taxifahrer in New York kennenlernt, oder doch seine psychische Verfassung und ewige Schlaflosigkeit Auslöser seiner Krise sind, bleibt offen.

Wach zu sein, während die anderen schlafen, kann neue Perspektiven eröffnen. Für schlechte Schläfer ist das unhappy, like men who sleep badly, are always proud of the fact.« (*Unglückliche Männer sind, ebenso wie jene, die schlecht schlafen, immer auch ein bisschen stolz darauf.*)

In dem englischsprachigen Gedichtband *Acquainted with the Night. Insomnia Poems* trifft Arthur Rimbaud auf Walt Whitman und William Shakespeare. Auch der Schriftsteller Vladimir Nabokov bekannte sich mit Stolz zu seiner Insomnie und hielt sie für ein kreatives Pfund. Und Charles Dickens hätte wohl weniger Einblicke in die Abgründe des viktorianischen Londons – und damit auch weniger Stoff für seine Geschichten – gewonnen, wenn ihn seine Schlaflosigkeit nicht zu nächtlichen Spaziergängen durch die Stadt verleitet hätte.

Der Filmemacher Alan Berliner machte seine lebenslange Schlafstörung gleich zum Thema seines bereits erwähnten, sehr persönlichen Essayfilms *Wide Awake*. Er geht darin der Frage nach, die vermutlich viele Kreative umtreibt, die insbesondere nachts produktiv sind: Kann ich meine Schaffenskraft erhalten und trotzdem gesellschaftskompatibel sein – und vor allem weniger müde?

Das Verhältnis zwischen Schlaf und Kreativität ist komplex und widersprüchlich. Die Schlafforschung hat hinreichend belegt, wie wichtig Schlaf für das Lernen ist, wie unser Gehirn nachts Zusammenhänge erschließt und Verknüpfungen schafft. Doch es gibt auch Hinweise darauf, dass gerade kreative Menschen besonders angeknipst sind – eben auch nachts. So trat eine neuseeländische Studie mit der Hypothese an, dass Schlafstörungen unter besonders begabten Kindern verbreiteter seien als in einer »normalen« Kontrollgruppe. Diese Vermutung wurde bestätigt. Es scheint, ein überaktiver Geist lässt sich nicht ausbremsen, nur weil Schlafenszeit ist. Zwischen Übererregbarkeit (die wissenschaftliche Welt nennt diesen Zustand »Hyperarousal«), die körperliche wie auch psychische Symptome hat, und Schlafstörungen besteht offensichtlich ein Zusammenhang.

Doch unser Geist und erst recht unsere psychische Gesundheit profitieren von Auszeiten. Zumal die Gründe der Schlaflosigkeit bei all jenen, die sich nicht zu den Hochbegabten oder besonders Kreativen zählen, meist weniger glamourös und auch weniger »befriedigend« sind. Lassen wir uns also nichts einreden: Schlaf ist fast immer gut für uns.

Selbstoptimierung und die Entstehung eines neuen Marktes

Schlafen ist ein Luxus, der nichts kostet. Oder zumindest nichts kosten muss. Doch in den letzten Jahren hat die Welt des Marketings das Thema entdeckt und will uns eine jedem angeborene, selbstverständliche Ressource zurückverkaufen – ähnlich wie manch internationaler Konzern das mit dem Zugang zu Trinkwasser versucht. Das Gottlieb Duttweiler Institut, das älteste Trendforschungsinstitut der Schweiz, verspricht zum Beispiel in einer Studie namens »Die Zukunft des Schlafens«, »neue Märkte in der Always-On-Gesellschaft« aufzuzeigen.

Neuerdings setzt man offenbar nicht nur darauf, dass sich mit schlechtem Schlaf Geld verdienen lässt – wovon die Pharma- und Ratgeberindustrie schon seit langem profitiert –, sondern man versucht, auch bei problemlos Schlafenden Unsicherheit zu schüren. Optimieren lässt deren Schlaf sich schließlich auch, Luft nach oben ist immer. Denn wer garantiert mir schon, dass ich bisher den maximalen Nutzen aus meinen Nächten gezogen habe? Menschen, die sich von ihrem Schlaf vielleicht sowieso schon entfremdet haben, wird versprochen, dass sie ihm mit Apps, Fitnessgadgets oder auch smarten Armbanduhren einen höheren Nutzwert abringen.

Der Schlaf ist nur ein Aspekt beim boomenden Geschäft mit der Selbstvermessung: Immer mehr Menschen lassen von alltagsbegleitenden Gerätschaften freiwillig verschiedene Körperfunktionen dokumentieren, etwa wie viele Schritte sie täglich gehen und ob sie sich die richtige Menge an Kalorien zuführen. Die Bereitschaft zur Selbstvermessung – und auch zur Selbstoptimierung, irgendeinen Sinn muss das Datensammeln schließlich haben – ist erstaunlich.

Die so genannte »Quantified-Self«-Bewegung wächst beständig. Im Herbst 2014 kündigte der Versicherungskonzern Generali an, Kunden Rabatte zu gewähren, die dem Versicherer per App übermitteln, was sie für ihre Gesundheit tun. Bei einer Lebensführung, von der sich die Versicherung möglichst geringe Ausgaben verspricht, etwa weil sich jemand viel bewegt oder nicht raucht, erwarten den Versicherten finanzielle Vorteile. Der öffentliche Aufschrei hinsichtlich dieser Ankündigung, den man hätte erwarten können, blieb weitgehend aus.

Doch wer definiert eigentlich, was gesund ist? Welche Daten dürfen von Konzernen, ob sie nun Apple oder Generali heißen, gesammelt werden? Und vor allem: Wer braucht das eigentlich, außer eben denen, die ein ökonomisches Interesse an der Datenverwertung haben? Was verrät uns ein Armband, was wir nicht durch Selbstbeobachtung erfahren können?

Um die Frage, was diese Gadgets in Bezug auf unseren Schlaf konkret messen können, soll es hier nur am Rande gehen. Schließlich mag dies in ein oder zwei Jahren schon wieder überholt sein – auch wenn sich der momentane Stand der Technik immer noch mit einem knappen »nicht allzu viel« zusammenfassen lässt. In Anbetracht dessen, dass Schlafforscher wie Dieter Kunz selbst die Daten, die im Schlaflabor mit komplizierten Methoden und Messgeräten gesammelt werden, für eine grobe Dokumentation der komplexen inneren Prozesse halten, dürfen wohl auch Freunde der Selbstvermessung von einer smarten Armbanduhr nichts Großes erwarten.

Natürlich hofft die Schlafforschung dennoch, von den neuen Geräten über kurz oder lang zu profitieren, wie etwa das von Till Roenneberg initiierte Human Sleep Project beweist. Doch die Frage, was das eigentlich dem Schläfer bringt, ist damit nicht beantwortet.

Optimale Erholung aus dem Schlaf zu ziehen, ist selbstredend erstrebenswert. Doch die stellt sich eben nicht dadurch ein, dass wir unsere Ruhezeiten neurotisch beobachten. Zumal hinter Empfehlungen, wie sie etwa Programmierer in die Software einer smarten Uhr einbauen könnten, eine sehr normierte Vorstellung davon steht, wie eine Nacht idealerweise zu verlaufen hat. Wer sich ein wenig mit dem Thema Schlafforschung auseinandergesetzt hat, weiß: Was in Sachen Schlaf das Richtige für uns ist, dafür gibt es zwar Empfehlungen, doch diese sind kaum allgemeingültig. Wo wir persönlich stehen, können wir nur selbst erkunden.

Abgesehen davon wäre es schön, wenn wir wenigstens einen Lebensbereich, einen ganz eigenen, nämlich unsere Nächte, vom Streben nach Optimierung freihalten.

Reclaim Your Sleep!

Unser Körper zeigt uns zwar deutlich, wie sehr er regelmäßigen Schlaf schätzt. Doch in der Kakophonie des täglichen Lebens ist es leicht, diese Signale zu überhören. Die Zwänge der Arbeitswelt, aber auch unser Lebensstil, unser Wunsch, uns zu vergnügen und miteinander zu vernetzen, lassen die Zeitfenster schrumpfen, in denen wir uns regenerieren können. Wie man am Schlaf sparen kann, ist eine Frage unserer Zeit, die auch einige Forscher umtreibt; auch so mancher öffentliche Diskurs lässt uns glauben, dass Schlafoptimierung eine gute Idee sei. Darauf warten, dass unsere Auszeiten auf gesellschaftspolitischer Ebene, etwa durch eine entsprechende Gesundheitspolitik, mehr Schutz erfahren, können wir nicht. Dennoch steht außer Frage: Die Qualität unserer Nächte beeinflusst das Lebensgefühl des nächsten Tages ganz unmittelbar. Das sollte uns doch eine Extramütze Schlaf wert sein.

Ein jeder schlafe, wie er kann

Die zahlreichen weißen Flecken, die auf der Wissenschaftslandkarte trotz voranschreitender Vermessung des Schlafes nach wie vor existieren, belegen: Offene Fragen gibt es viele – allen voran die, warum wir überhaupt schlafen. Dank der Neurowissenschaften wissen wir jedoch schon deutlich mehr als die Generationen zuvor, und das ist ein guter Anfang. Schließlich erfahren wir so nicht nur durch unser subjektives Erleben, dass Schlafen etwas Tolles ist, sondern bekommen von der Wissenschaft bestätigt: Ja, es fühlt sich nicht nur gut an, es ist auch gut, und zwar für Körper und Geist.

Wie es um unsere Auszeiten wirklich steht – individuell und auf gesellschaftlicher Ebene –, weiß man auch deshalb nicht so genau, weil es keine allgemeingültigen Richtwerte geben kann. Sich zu vergegenwärtigen, wo wir nicht unserem persönlichen Bedürfnis, sondern den Einflüssen und Erfordernissen unserer Umwelt folgen, ist ein erster Schritt, sich den eigenen Schlaf zurückzuerobern. Wenn wir außerdem im Auge behalten, dass man sich in puncto Schlaf viel zu leicht von schlechten Gewohnheiten einholen lässt, und wenn wir bereit sind, mit unseren Schlafritualen zu experimentieren, sind wir auf dem Weg zu einem besseren Umgang mit dieser wertvollen Ressource schon ein großes Stück weiter.

Es lohnt sich, vermeintliche Gewissheiten, was den eigenen Schlaf betrifft, auf den Prüfstand zu stellen. Und wenn einem partout nichts einfällt, was man in Sachen Schlaf schon immer einmal ausprobieren wollte oder gerne anders machen würde, wie wäre es damit: einfach für jeden Tag eine Stunde mehr Zeit im Bett einplanen? Wenn man die dann mal lesend verbringt – auch gut! Es mag sich ebenso auszahlen, den Weg zur Arbeit, sofern möglich, im Tageslicht und draußen zurückzulegen. Wenn es morgens noch dunkel ist, lieber für die Mittagspause einen 20-minütigen Spaziergang einplanen, als sie im trüben Licht der Kantine zu verdämmern. Denn es zeigt sich: Schon kleine Veränderungen in unseren Wach- und Schlafroutinen können dazu beitragen, dass wir uns müder oder eben ausgeschlafener fühlen. Was den Schlaf behindert, ist manchmal erstaunlich banal.

Bei mir half zum Beispiel unlängst die Anschaffung einer Schlafbrille. Weiterzuschlafen, auch wenn morgens das Licht durch die Vorhänge dringt, hatte mir nie Probleme bereitet. Doch seit diese Katze nebenan eingezogen war und durch ihre nächtlichen Erkundungstouren alle paar Minuten den Bewegungsmelder und damit die Hofbeleuchtung auslöste, brauchte ich mindestens doppelt so lang, bis ich eingeschlafen war. Das Problem ist dank einer Investition von vier Euro inzwischen gelöst – so simpel kann es sein.

Allzu kontrolliert und normativ sollte man an seine Auszeiten jedenfalls nicht herangehen – nicht zuletzt, weil allzu strenge Ideale die Bereitschaft verringern, sich überhaupt auf eine gewinnbringende Weise mit seinem Schlaf auseinanderzusetzen. Wer – sofern er oder sie keine ernsthafte Schlafstörung hat – will schon seine Freizeitvergnügen für mehr Ruhe opfern? Glaubt man so manchem Ratgeber, sollte man in den Abendstunden nämlich auf vieles verzichten, was Spaß macht: auf spannende Filme, anregende Gespräche, leckeren Wein zum mehrgängigen Essen oder auch die Schwitzsession in der Sauna – wegen der Körpertemperatur, die uns doch durch ihr Absinken ins Bett schicken soll. Derlei Empfehlungen nehmen allerdings jegliches Vergnügen, was unseren Schlaf betrifft. Und der sollte doch vor allem all die schönen Dinge, die in unserer freien Zeit locken, ergänzen, da er ebenso bereichernd ist und nicht minder genussvoll sein muss.

Es ist Samstagabend, kurz vor elf Uhr. Gerade lässt eine SMS das Handy auf dem Schreibtisch vibrieren, Freunde wollen mich auf einen Drink in die Nacht hinauslocken. Ich bin geneigt, es mit meiner Schlafkontoführung heute mal nicht so verbissen zu sehen.

In Sachen Schlaf alles richtig zu machen, ist schließlich gar nicht der Punkt, das ist sowieso mehr oder minder utopisch. Und eigentlich auch nicht nötig. Sich dafür zu sensibilisieren, wann wir uns wach und wann müde fühlen, und die Zusammenhänge zu entdecken, ist schon mehr Aufmerksamkeit, als wir dem Schlaf gemeinhin geben. Und wenn wir es dann auch noch schaffen – für den Fall, dass wir zu oft müde sind –, praktikable Alternativen zu unseren etablierten Mustern auszutesten, dann haben wir schon eine Menge getan. Entsprechende Lösungen sehen naturgemäß bei jedem ein bisschen anders aus. Wir müssen in diesem Punkt selbst gucken, wo wir bleiben.

ein schwacher Trost, doch immerhin teilen sie dieses Manko mit vielen bewunderten, kreativen Menschen, was zur Folge hat, dass Schlaflosigkeit und ihre Symptome in unserer Kultur eben nicht nur als krankhaft empfunden werden, sondern tiefen Augenringen gelegentlich ein glamouröser Glanz anhängt.

Die Unterhaltungsindustrie ist voll von Menschen, die ein schwieriges Verhältnis zum Schlaf haben. Jede zweite Hollywoodgröße schien oder scheint an Schlaflosigkeit zu leiden, die Liste reicht von Cary Grant über Marilyn Monroe bis zu George Clooney. Dessen junger Kollege Heath Ledger starb sogar daran – beziehungsweise an den Tabletten, mit denen er versuchte, endlich zur Ruhe zu kommen. Popstars wie Madonna oder der Elektronikkünstler Aphex Twin bekennen sich freimütig und oft mit mehr als nur ein bisschen Koketterie zu ihrer nächtlichen Rastlosigkeit und ihrem geringen Schlafbedürfnis. Beides gilt eben nicht nur in der Politik oder Finanzbranche als Indiz, dass man für seine Sache brennt.

Bei bekennenden Workaholics wird aus der Not der Schlaflosigkeit schnell eine Tugend. Der Songwriter Leonard Cohen drückt es in seinem Roman *The Favourite Game* so aus: »Die letzte Zuflucht eines Schlaflosen liegt im Gefühl der Überlegenheit über die schlafende Welt.« (2009 erschien Cohens semiautobiographisches Debüt in neuer Übersetzung als *Das Lieblingsspiel*.) Bertrand Russell, der britische Mathematiker und Begründer der Analytischen Philosophie, formuliert es in seinem Lebensratgeber *Eroberung des Glücks. Neue Wege zu einer besseren Lebensgestaltung* ähnlich und mit leisem Sarkasmus versehen: »Men who are

Ich werde also heute Abend ausgehen, auch wenn ich morgen früh aus den Federn und zur Arbeit muss. Aber hey, schließlich gibt es etwas zu feiern: Ich schreibe gerade den letzten Absatz meines Buchs. Und weiß zudem dank meines Nickerchen-Selbstversuchs mittlerweile, dass es mir durchaus etwas bringen wird, mich am morgigen Nachmittag noch einmal kurz hinzulegen. Ich mag kein guter Tagschläfer sein – aber ich bin besser geworden!

Solange ich das große Ganze nicht aus den Augen verliere, geht es meinem Schlaf gut.

Anhang

Dank

Ich möchte mich bei allen Freunden, Bekannten und Kollegen bedanken, die mir von ihren Schlafgewohnheiten, von Freuden und Abgründen ihrer Nächte erzählt haben. Darüber hinaus gilt mein besonderer Dank den Feedbackgebern und Lesern einzelner Kapitel: Stephanie Roll, Kathi Preppner, Markus Tischer, Katrin Lock, Harry Zippel, Simon Marsh. Letzterem danke ich zudem für die Geduld, mit der er mich in diversen Kurzurlauben im Schreib- und Redigiermodus ertragen hat.

Danke auch an Elina Kritzokat und Julia Jürgens, die vor gut zehn Jahren ebenfalls fanden, dass der Schlaf eine Würdigung in Buchform verdient hat, und mit mir einen ersten Anlauf unternahmen, diese Idee zu realisieren; und meiner einstigen Agentin und anfänglichen Lektorin Annette Anton, die auch Jahre nach unserem ersten Kontakt noch an das Projekt glaubte und mich ermutigte, das Thema Schlaf unter veränderten Vorzeichen noch einmal anzugehen.

Danke meiner späteren Lektorin Katharina Reinartz, die immer ein offenes Ohr für offene Fragen hatte, mich kompetent und unterstützend durch die Kapitel begleitete und einen wesentlichen Anteil daran hatte, dass das Schreiben dieses Buches eine vergnügliche Erfahrung blieb.

Herzlichen Dank an den Chronobiologen Prof. Dr. Till Roenneberg für ein anregendes Gespräch zu der Frage, warum der Schlaf geringe gesellschaftliche Wertschätzung erfährt, und an Dr. Axel Hahn für erhellende Hintergründe zum Thema Schlaf und psychische Gesundheit. Zudem endlosen Dank an alle, die zum Schlaf geforscht haben und meine Recherche zu einer spannenden machten.

Gewidmet ist dieses Buch den vielen Menschen, die ich an den Tischen in der Berliner Staatsbibliothek beim Schlafen beobachten durfte. Offenbar gibt es doch ein paar gesellschaftliche Nischen, in denen man sich traut, in der Öffentlichkeit seinem Schlafbedürfnis nachzugeben. Tragen Sie doch Ihren Teil dazu bei, dass es mehr werden.

Literatur

Ahlheim, Hannah (Hrsg): *Kontrollgewinn – Kontrollverlust. Die Geschichte des Schlafs in der Moderne*, Frankfurt a. M. 2014.

Born, Jan et al.: Timing the end of nocturnal sleep, *Nature*, Vol. 397 (1999), http://www.nature.com/nature/journal/v397/n6714/full/397029a0.html.

Coughlan, Sean: *Das kleine Buch vom Schlafen. Von Bettgeflüster bis Schäfchenzählen*, München 2010.

Crary, Jonathan: *24/7 – Schlaflos im Spätkapitalismus*, Berlin 2014.

Dement, William C.: The Effect of Dream Deprivation, *Science*, Vol. 131, No. 3415 (1960), http://psycnet.apa.org/psycinfo/1961-00918-001.

Dement, William C.: *The Promise of Sleep. A Pioneer in Sleep Medicine Explores the Vital Connection Between Health, Happiness, and a Good Night's Sleep*, New York 1999.

Die Geheimnisse des Schlafs, *GEO Magazin*, Nr. 8 (2004).

Dinges, David F. und Jeffrey S. Durmer: Neurocognitive Consequences of Sleep Deprivation, *Seminars in Neurology*, Vol. 25, No. 1 (2005), http://www.ncbi.nlm.nih.gov/pmc/articles/PMC3564638.

Edinger, James D. et al.: Daytime functioning and nighttime sleep before, during and after a 146-hour tennis match, *Sleep*, Vol. 13 (1990), http://www.ncbi.nlm.nih.gov/pubmed/2281250.

Ekirch, Roger A.: *In der Stunde der Nacht. Eine Geschichte der Dunkelheit*, Köln 2006.

Fietze, Ingo und Thea Herold: *Der Schlafquotient. Gute Nächte – Wache Tage*, Hamburg 2006.

Fietze, Ingo: *Über guten und schlechten Schlaf*, Zürich 2015.

Hollerson, Wiebke: Warum wir nachts nicht mehr zur Ruhe kommen, *Die Welt*, Ausgabe vom 27. Juli 2015, http://www.welt.de/gesundheit/article144484229/Warum-wir-nachts-nicht-mehr-zur-Ruhe-kommen.html.

Horne, James A. und S. Wilkinson: Chronic Sleep Reduction: Daytime Vigilance Performance and EEG Measures of Sleepiness, With Particular Reference to »Practice« Effects, *Psychophysiology*, Vol. 22, No. 1 (1985), http://www.onlinelibrary.wiley.com/doi/10.1111/j.1469-8986.1985.tb01562.x/abstract.

Hürter, Tobias: *Du bist, was du schläfst. Was zwischen Wachen und Träumen alles geschieht*, München 2011.

Klein, Stefan: *Träume. Eine Reise in unsere innere Wirklichkeit*, Frankfurt a. M. 2014.

Kunstmann, Antje: Guter Schlaf kommt von ganz allein, Interview mit Peter Spork, *Brigitte*, Nr. 5 (2015).

Kyba, Christopher et al.: Red is the New Black: How the Color of Urban Skyglow Varies with Cloud Cover, *Monthly Notices of the Royal Astronomical Society*, Vol. 425, No. 1 (2012), http://www.userpage.fu-berlin.de/~kyba/publications/2012_Kyba_red_is_the_new_black.pdf.

Martin, Paul: *Counting Sheep. The Science and Pleasures of Sleep and Dreams*, New York 2002.

Murakami, Haruki: *Schlaf*, Köln 2010.

Pun, Jason Chun Shing: *The Hong Kong Night Sky Brightness Monitoring Network*, http://www.cpao.hku.hk/media/130319science.e.pdf.

Randall, David K.: *Dreamland. Adventures in the Strange Science of Sleep*, New York 2013.

Roenneberg, Till: *Wie wir ticken. Die Bedeutung der Chronobiologie für unser Leben*, Köln 2010.

Schlaf und Traum, *Spiegel Wissen*, Nr. 4 (2009).

Schlaf. Ein Phänomen und seine Störungen, *Spektrum der Wissenschaft Spezial*, Nr. 3 (2009).

Spork, Peter: *Das Schlafbuch. Warum wir schlafen und wie es uns am besten gelingt*, Reinbek 2008.

Spork, Peter: *Wake up! Aufbruch in eine ausgeschlafene Gesellschaft*, München 2014.

Steger, Brigitte: *Inemuri. Wie die Japaner schlafen und was wir von ihnen lernen können*, Reinbek 2007.

Stiftung Deutsches Hygiene-Museum Dresden (Hrsg.): *Schlaf und Traum*, Köln 2007.

Stranges, Saverio et al.: Sleep Problems: An Emerging Global Epidemic? Findings From the INDEPTH WHO-SAGE Study Among More Than 40,000 Older Adults From 8 Countries Across Africa and Asia, *Sleep*, Vol. 35, No. 8 (2012), http://www.journalsleep.org/ViewAbstract.aspx?pid=28604.

Straumann, Felix: Schlafen wir wirklich zu wenig?, *Tagesanzeiger*, Ausgabe vom 16. Oktober 2015, http://www.tagesanzeiger.ch/wissen/medizin-und-psychologie/schlaflos-in-der-steppe/story/12592110.

Tenger, Daniela und Karin Frick: *Die Zukunft des Schlafens. Neue Märkte in der Always-on-Gesellschaft, Gottlieb Duttweiler Institut, http:*//www.gdi.ch/media/Summaries/Die_Zukunft_des_Schlafens.pdf.

Thadeusz, Frank: Im Reich der Träume, *Der Spiegel*, Nr. 2 (2015).

Wahnschaffe, Amely, Dieter Kunz et al.: Out of the Lab and into the Bathroom: Evening Short-Term Exposure to Conventional Light Suppresses Melatonin and Increases Alertness Perception, *International Journal of Molecular Sciences*, Vol. 14 (2013), http://www.ncbi.nlm.nih.gov/pubmed/23358248.

Warren, Jeff: *The Head Trip. Adventures on the Wheel of Consciousness*, New York 2007.

Wegner, Daniel, M.: Ironic effects of sleep urgency, *Behaviour Research and Therapy*, Vol. 34, No. 7 (1996), http:www.ncbi.nlm.nih.gov/pubmed/8826759.

Wehr, Thomas A.: In short photoperiods, human sleep is biphasic, *Journal of Sleep Research*, Vol. 1, No. 2 (1992), http://onlinelibrary.wiley.com/doi/10.1111/j.1365-2869.1992.tb00019.x/abstract.

Worthman, Carol M. und Ryan A. Brown: Sleep budgets in a globalizing world: biocultural interactions influence sleep sufficiency among Egyptian families, *Social Science & Medicine*, Vol. 79 (2013), http://www.ncbi.nlm.nih.gov/pmc/articles/PMC3775587.

Wright Jr., Kenneth P. et al.: Entrainment of the Human Circadian Clock to the Natural Light-Dark Cycle, *Current Biology*, Vol. 23, No. 16 (2013), http://www.dx.doi.org/10.1016/j.cub.2013.06.039.

Zulley, Jürgen: *Mein Buch vom guten Schlaf. Endlich wieder richtig schlafen*, München 2010.

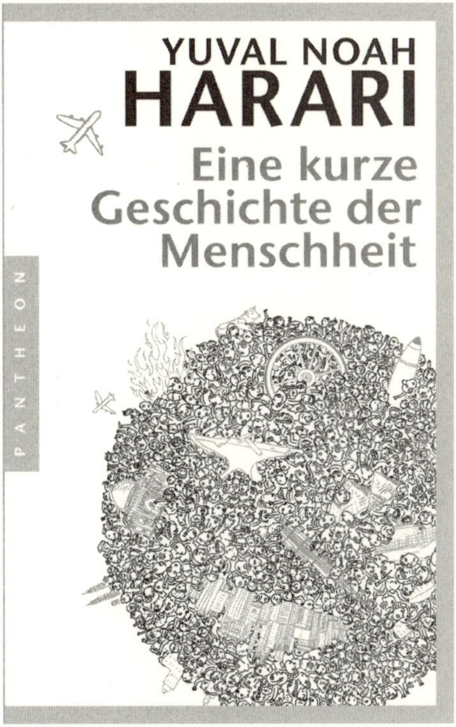

ISBN 978-3-570-55269-8, 528 S. m. Abb., € 14,99 [D]

Wie haben wir, Homo Sapiens, es geschafft, den Kampf der sechs menschlichen Spezies ums Überleben für uns zu entscheiden? Warum ließen unsere Vorfahren, die einst Jäger und Sammler waren, sich nieder, betrieben Ackerbau und gründeten Städte und Königreiche? Warum begannen wir, an Götter zu glauben, an Nationen, an Menschenrechte? Warum setzen wir Vertrauen in Geld und Gesetze und unterwerfen uns der Bürokratie und dem Konsum?

»Man will gar nicht aufhören, zu lesen. Dieses Buch lässt Hirne wachsen.« *Zeit Wissen*

www.pantheon-verlag.de

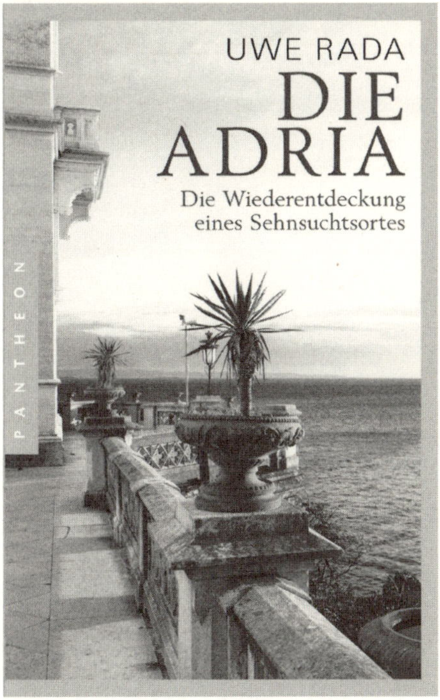

ISBN 978-3-570-55222-3, 336 S., € 14,99 [D]

Von Ravenna und Rimini über Apulien und die Straße von Otranto nach Albanien; von Dubrovnik über Split und Rijeka, das einst Fiume hieß, nach Triest, Abbazia und Venedig. Uwe Rada hat die spannendsten Orte der Adria bereist. Mit seinem Buch liegt erstmals eine Kulturgeschichte vor, die die Vielfalt und den kulturellen Reichtum dieser Sehnsuchtslandschaft einfängt.

»Überaus lesenswert (…) Rada ist ein glänzender Erzähler.«
Welt Online

www.pantheon-verlag.de

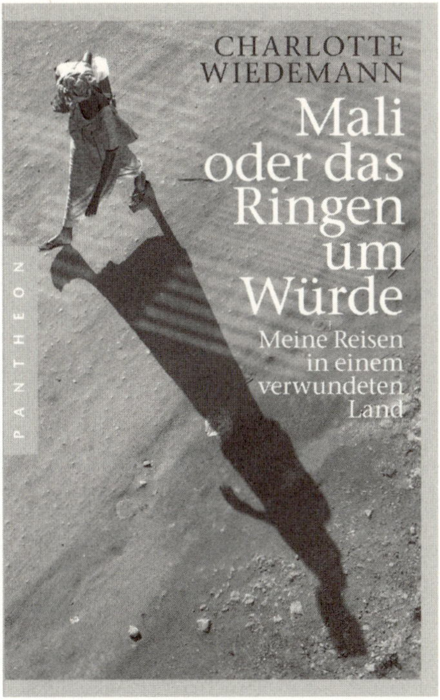

ISBN 978-3-570-55257-5, 304 S. m. Abb., € 14,99 [D]

»Charlotte Wiedemann schreibt niemals nur über Afrika als ein Objekt der Betrachtung. Bei ihr fächert sich der Kontinent auf in individuelle Subjekte, die zurückschauen. So (…) scheinen Nähen und Ähnlichkeiten auf, so werden die Fäden der Geschichte, der Kolonialgeschichten, der Migrationsgeschichten, die Geschichten der Kriege und Fluchten, aber auch die des Aufbruchs und des Glücks, der Bildung und der sozialen Verbundenheit geflochten, und sie weben sich bei Charlotte Wiedemann, wie bei keiner anderen deutschen Autorin, zu einer großen, offenen Erzählung.«
Carolin Emcke

www.pantheon-verlag.de